Ayuno

La guía definitiva sobre el ayuno de agua intermitente, en días alternos y prolongados y cómo activar la autofagia para perder peso y combatir el envejecimiento

© **Copyright 2019 by Elizabeth Moore**

Todos los derechos reservados. Ninguna parte de este libro puede reproducirse de ninguna forma sin permiso por escrito del autor. Los revisores pueden citar breves pasajes en las revisiones.

Aviso Legal: ninguna parte de esta publicación puede ser reproducida o transmitida de ninguna forma o por ningún medio, mecánico o electrónico, incluyendo fotocopias o grabaciones, ni por ningún sistema de almacenamiento y recuperación de información, ni transmitida por correo electrónico sin permiso por escrito del editor.

Si bien se han realizado todos los intentos para verificar la información proporcionada en esta publicación, ni el autor ni el editor asumen ninguna responsabilidad por errores, omisiones o interpretaciones contrarias de la materia en este documento.

Este libro es sólo para fines de entretenimiento. Las opiniones expresadas son las del autor solo y no deben tomarse como instrucciones u órdenes de expertos. El lector es responsable de sus propias acciones.

El cumplimiento de todas las leyes y regulaciones aplicables, incluidas las leyes internacionales, federales, estatales y locales que rigen las licencias profesionales, las prácticas comerciales, la publicidad y todos los demás aspectos de hacer negocios en los EE. UU., Canadá, el Reino Unido o cualquier otra jurisdicción, es responsabilidad exclusiva del comprador o del lector.

Ni el autor ni el editor asumen responsabilidad u obligación alguna en nombre del comprador o lector de estos materiales. Cualquier percepción leve de cualquier individuo u organización es puramente involuntario.

Indice

PRIMERA PARTE: AYUNO DE AGUA 0

INTRODUCCIÓN 1

CAPÍTULO UNO: ETAPAS DEL AYUNO DE AGUA 6

    FASES DEL AYUNO DE AGUA 6

        Preparación para el Ayuno 6

        El Período de Ayuno 8

        Autocuidado en el Ayuno 8

        Después del Ayuno 9

    ¿QUÉ LE SUCEDE A NUESTRO CUERPO CUANDO AYUNAMOS? 10

    BENEFICIOS DEL AYUNO DE AGUA 11

        El Ayuno de Agua puede facilitar la pérdida de Peso 11

        El Ayuno retarda el Proceso de Envejecimiento 11

        Reciclaje Celular Mejorado 12

CAPÍTULO DOS: ¿CÓMO HACER UN AYUNO DE AGUA? 13

    ELIJA LA DURACIÓN DE SU AYUNO 13

    COMIENZA EL AYUNO 15

Rompiendo el Ayuno 18

CAPÍTULO TRES: AYUNO INTERMITENTE 20

¿Qué es exactamente el Ayuno Intermitente? 20

¿Cuáles son las diferencias entre los métodos de Ayuno Intermitente? 21

Diferencia entre Ayuno intermitente e Inanición 24

¿Cómo funciona el Ayuno Intermitente a nivel Psicológico? 24

Ayuno Intermitente – Puntos a considerar antes de Ayunar 28

Beneficios del Ayuno Intermitente 31

   1. El ayuno Intermitente altera la función de las células y hormonas. 32

   2. El Ayuno facilita la pérdida de peso y la reducción de la grasa del vientre. 32

   4. El Ayuno Intermitente puede ser beneficioso para la salud del corazón. ... 34

   5. El Ayuno Intermitente puede disminuir el estrés oxidativo y la inflamación del cuerpo. 34

   6. Los procesos inducidos por el Ayuno intermitente que abordan la reparación celular. 34

   7. El ayuno puede ayudar a prevenir el cáncer. 35

   8. El Ayuno intermitente es excelente para la salud mental. 35

   9. El Ayuno Intermitente puede ayudar a combatir el Mal de Alzheimer. ... 36

   10. El ayuno intermitente aumenta su vida útil. 36

   11. Es un método más positivo para sentirse bien que otros planes de dieta. 37

   12. El Ayuno Intermitente simplifica su estilo de vida. 40

   13. El Ayuno establece una clara rutina de alimentación. 41

   14. El Ayuno Intermitente es altamente beneficioso para los atletas. 41

Desventajas del Ayuno Intermitente. 44

   El Ayuno Intermitente puede conducir a desórdenes alimenticios. 44

   Obsesión enfermiza con la comida. 45

   Excesiva dependencia de la cafeína. 45

El ayuno puede causar intolerancia a la comida. 46
Desnutrición. 46
El Ayuno puede incrementar el estrés. 47
Preguntas Frecuentes acerca del Ayuno Intermitente 47
P. ¿El ayuno intermitente es apto para las mujeres? 47
P. ¿El ayuno intermitente conduce a un estado de inanición? 49
P. ¿Está permitido el consumo de bebidas y/o jugos durante el ayuno intermitente? 51
P. ¿En promedio, cuántas calorías debe consumir una persona mientras sigue el plan de ayuno intermitente? 52
P. ¿El ayuno intermitente disminuye la tasa de metabolismo del cuerpo? ..53
P. ¿Se puede tomar algún suplemento para simplificar el proceso del ayuno? 54
Principales errores que la gente comete mientras practica el Ayuno Intermitente 55
1. Va a una velocidad vertiginosa amigo. 55
2. Seleccionar un plan que no corresponde a su estilo de vida. 56
3. Comer demasiado durante la ventana de comida. 57
4. No comer bien durante la fase de alimentación. 57
5. Tratar de hacer demasiadas cosas al mismo tiempo. 58
6. Mayor obsesión con la ventana de alimentación y el tiempo de comer del ayuno. 58
7. No tomar suficiente agua. 60

CAPÍTULO CUATRO: AYUNO EN DÍAS ALTERNOS Y EXTENDIDO .. 61

Ayuno en días Alternos. 61
Beneficios del Ayuno en días Alternos. 63
Ayuno Extendido 65
Beneficios del Ayuno Extendido 65
Construir una reserva nutricional mientras ayuna 68

CAPÍTULO CINCO: AYUNAR PARA PERDER PESO. EL PRINCIPIO CIENTÍFICO Y CÓMO HACERLO CORRECTAMENTE 70

Consejos para el seguimiento del Ayuno. La forma para perder peso con el Ayuno. 72
- Ayunar en combinación con un entrenamiento puede hacer maravillas. 72
- Coma cuando quiera durante la fase de comida. 75
- Controle su ingesta de carbohidratos, grasa mala y azúcar. 75

CAPÍTULO SEIS: DESBLOQUEO DE LOS SECRETOS DE AUTOFAGIA Y CETOSIS 77

Beneficios de la autofagia. 78
- 1. Puede incrementar su vida útil. 78
- 2. Promueve la desintoxicación natural. 79
- 3. Retrasa el proceso de envejecimiento. 79

Cinco maneras de auto-comerse o inducir la autofagia. 79
- 1. Ejercicio. 80
- 2. Reducir la ingesta de carbohidratos. 81
- 3. Ayuno. 81
- 4. Ayuno de Proteínas 82
- 5. La Dieta Cetógenica. 83

Cetosis 84
¿La cetosis puede ser beneficiosa? 86
Entrar en el estado de cetosis. 88

CAPÍTULO SIETE: MITOS DESMENTIDOS SOBRE EL AYUNO 95

- Mito 1 – El Ayuno disminuye el metabolismo del cuerpo. 95
- Mito 2 – Ganará peso cuando termine el ayuno. 97
- Mito 3 – El ayuno lo mantiene con la energía baja. 98
- Mito 4 – Comer pequeñas comidas mantiene controlado su nivel de azúcar en la sangre. 100
- Mito 5: El ayuno causa pérdida de masa muscular. 102
- Mito 6: Saltarse el desayuno hace que engorde. 102
- Mito 7: Nuestro cerebro necesita un suministro constante de glucosa. 103

CONCLUSIÓN 105

SEGUNDA PARTE: AUTOFAGIA 107

DESCUBRA LOS SECRETOS PARA LA PÉRDIDA DE PESO, EL REJUVENECIMIENTO Y LA CURACIÓN CON EL AYUNO INTERMITENTE Y PROLONGADO 107

INTRODUCCIÓN 108

CAPÍTULO 1: QUÉ Y POR QUÉ – ¿QUÉ ES REALMENTE LA AUTOFAGIA Y POR QUÉ LAS PERSONAS ESTÁN INTERESADAS EN ELLA? 110

    ¿QUÉ ES AUTOFAGIA? 111

    ¿CÓMO SE DESCUBRIÓ LA AUTOFAGIA? 113

    BENEFICIOS DE LA AUTOFAGIA 114

    ¿EXISTE ALGUNA RELACIÓN ENTRE LA AUTOFAGIA Y LA APOPTOSIS? 116

    ¿CÓMO INDUCIR LA AUTOFAGIA? 117

        Practicar el ayuno 117

        Considerar la dieta cetogénica 119

        Ejercicio 120

    PRECAUCIONES A CONSIDERAR DE LA AUTOFAGIA Y EL AYUNO 120

CAPÍTULO 2: ¿CÓMO FUNCIONA? – LA CIENCIA DETRÁS DE LO QUE LE OCURRIRÁ A SU CUERPO AL AYUNAR 122

    ¿CUÁLES CAMBIOS OCURRIRÁN EN MI CUERPO AL AYUNAR? 124

    BENEFICIOS DEL AYUNO PARA LA SALUD 126

        Cambios en el funcionamiento de las hormonas y células 126

        Pérdida de Peso 127

        Reducir la inflamación y el estrés oxidativo en el cuerpo 128

        Conservar la salud del corazón 128

        Ayuda en el proceso de reparación de las células 129

        Cambios en la salud mental 129

        Ayudar a elevar la longevidad e incrementar la esperanza de vida ... 129

    CONSIDERACIONES ESPECIALES PARA MUJERES QUE DESEAN AYUNAR 130

CAPÍTULO 3: MITOS VS. VERDADES – CONCEPTOS ERRÓNEOS COMUNES ACERCA DE LA AUTOFAGIA Y EL AYUNO 135

El Ayuno le Provocará Hambre 135
El Ayuno le Hará Comer en Exceso y Disminuir los Efectos de la Autofagia 137
Ayunar es Malo para la Salud 138
El Ayuno y la Autofagia pueden Debilitar los Músculos 139
Evitar Ejercitarse al Ayunar 140
La Autofagia Fatigará Su Cuerpo 141

CAPÍTULO 4: DOS MÉTODOS DE AYUNO LÍQUIDO 143
¿Qué es el Ayuno Intermitente? 144
¿Qué es el Ayuno Prolongado? 148

CAPÍTULO 5: IMPORTANTE A TENER EN CUENTA – PUNTOS A CONSIDERAR AL INICIAR EL AYUNO 154
Efectos Secundarios Negativos 154
   Hambre y Antojos 155
   Acidez estomacal e hinchazón 155
   Escalofríos 156
   Dolor de cabeza 156
   Poca energía 156
   Comer en exceso 158
   Dificultad para pensar 158

¿Durante Cuánto Tiempo Debería Ayunar? 159
¿Qué Sucede Si Tengo Una Condición Médica Delicada? 160

CAPÍTULO 6: SI EL AYUNO NO ES RECOMENDABLE PARA USTED – CÓMO INDUCIR LA AUTOFAGIA SIN AYUNAR 162
Ejercicio 163
Dieta Cetogénica 164
Dormir lo Suficiente 166
Consumir los Alimentos Apropiados 169
Ayuno de Proteína 170

CAPÍTULO 7: LOS RESULTADOS 173

La Historia de Linda Christie 174

La Historia de Terri Durrant 175

Mimi puede Esperar para la Comida 176

Zach y la Dieta Bulletproof 177

CAPÍTULO 8: PREGUNTAS FRECUENTES ACERCA DE LA AUTOFAGIA Y EL AYUNO 179

¿Realmente Necesito la Autofagia? 181

¿El Ayuno es Malo para Mí? 182

¿Cómo Puede el Ayuno Ayudar con la Autofagia? 182

¿Cómo Inducir la Autofagia sin Ayunar? 183

¿El Ayuno es Recomendable para Todos? 183

¿Cuál es la Duración del Ayuno Indicada para Mí? 184

CAPÍTULO 9: CONSEJOS Y RECOMENDACIONES PARA FACILITAR EL AYUNO 185

Empezar Después de la Cena 185

Beber Suficiente Agua 186

Beber Agua Gasificada 187

El Café Puede Ayudar a Reducir el Hambre 187

Encontrar Formas de Distracción 188

Hacer ejercicio por la Mañana Antes de Finalizar el Ayuno y de Empezar a Comer 189

Evitar Contarle a Otros Acerca de su Ayuno 190

Salir de Casa y Mantenerse Alejado de la Comida 190

Darse un Gusto Ocasionalmente 191

Evitar Sentirse Mal si Falla 191

CONCLUSIÓN 193

Primera Parte: Ayuno de Agua

Descubra los secretos de la pérdida de Peso, Anti-Envejecimiento, Autofagia, y Cetosis con Ayuno Intermitente, en días Alternos y Prolongado

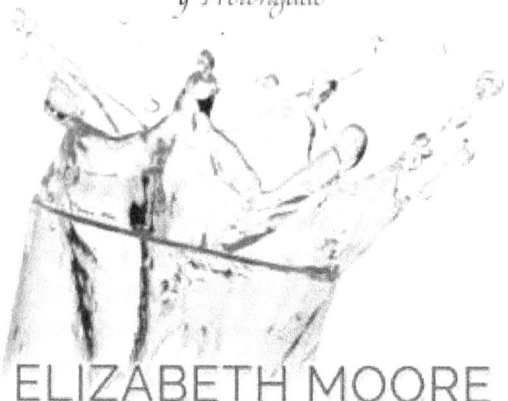

Introducción

Seguro que usted ha escuchado mucho sobre el ayuno de agua hoy en día. Parece la última moda de pérdida de peso y se ha popularizado de gran manera. Permítame decirle: está aquí para quedarse porque tiene muchos beneficios si se hace correctamente. Hay muchos conceptos erróneos y mitos sobre el ayuno de agua que desmentiremos a lo largo del camino. Sin embargo, es un moda bastante asentada, por lo que debe conocer sus beneficios y cómo usarlo correctamente. Entendamos primero el concepto de ayuno de agua.

¿De qué se trata el ayuno de Agua?

El ayuno es una forma de restringir la ingesta de alimentos, que se ha practicado desde la antigüedad con varios propósitos, incluida la religión. El ayuno de agua es un tipo de ayuno que impide a una persona comer todo menos beber agua. Ha aumentado en popularidad como un método de pérdida de peso en la nueva era, aunque ha existido durante miles de años.

Hoy en día, incluso si no consume nada durante aproximadamente 8-12 horas, se considera ayuno. Técnicamente, ¿no estamos todos ayunando a pesar de que ni siquiera nos damos cuenta? La mayoría de nosotros ayunamos desde la noche hasta la mañana cuando rompemos nuestro ayuno. Esta es exactamente la razón por la que nuestra primera comida del día se llama desayuno. Otras criaturas están siempre en ayunas cuando enferman. Los seres humanos son probablemente las únicas formas de vida que comen mientras están enfermos a pesar de que nuestro cuerpo nos indica que hagamos lo contrario. Por lo tanto, el ayuno es una parte normal e integral de nuestros patrones dietéticos, no es algo nuevo. Desde los tiempos primitivos y a lo largo de la evolución, nuestros cuerpos están conectados para ayunar. Contrariamente a la percepción popular, el ayuno no es insano o arriesgado si se realiza correctamente. Tiene toneladas de beneficios para la salud.

Durante el período de ayuno de agua, una persona no consume ningún otro alimento o bebida. La ingesta se limita exclusivamente al agua, que se cree que facilita la pérdida de peso y la buena salud. Los estudios también han señalado el hecho de que, aunque el ayuno ocasional puede beneficiar los objetivos de pérdida de peso a corto plazo, otros métodos pueden ser más efectivos a largo plazo. Para asegurarse de obtener resultados óptimos de su ayuno de agua, prepárese bien y elija un buen momento para estar sin comer. Seleccione un momento en el que su cuerpo no necesite mucha energía si planea hacer un ayuno de agua.

Ha habido un montón de publicidad sobre el ayuno de agua como un medio para perder peso rápidamente y construir un cuerpo sano. Tiene muchos beneficios, no se puede negar eso. Sin embargo, también existen riesgos inherentes, los cuales se analizarán en detalle en los capítulos siguientes. Se cree que el ayuno de agua reduce el riesgo de enfermedades crónicas y puede desencadenar la autofagia, un proceso fisiológico que ayuda al cuerpo a descomponer y reciclar partes viejas y desgastadas de las células de su cuerpo. Aunque tradicionalmente se utiliza con fines religiosos, hoy en día, el ayuno de agua es popular como un ritual natural de salud y bienestar junto con la meditación.

Sin embargo, no se han realizado estudios e investigaciones extensas sobre el ayuno de agua, por lo que puede que no sea adecuado para todos. Lea todo acerca de los riesgos que conlleva y consulte a un médico experimentado y calificado antes de optar por el ayuno de agua.

Los ayunos de agua han existido durante varios siglos, aunque se practicaron con diferentes métodos con diferentes duraciones (generalmente de 5 a 40 días). La popularidad de los ayunos de agua también ha creado varias derivaciones en el método de ayuno tradicional. En los últimos años, ha habido muchas ramificaciones del ayuno original, donde los líquidos forman la base de los planes de comidas. Varios de estos ayunos han ofrecido resultados positivos con una disminución de la presión arterial.

Si bien, a primera vista, el ayuno de agua suena difícil, puede ser más fácil que otros tipos de ayuno, como el ayuno de jugo o de caldo. Los resultados también pueden ser mucho más efectivos, dependiendo de cómo y cuándo lo haga. Aunque algunas personas consumen café negro y bebidas sin calorías, estas no califican para un ayuno de agua. El ayuno de agua no es más que agua.

El ayuno de agua es cuando no se puede consumir nada excepto agua. La mayoría de los ayunos de agua duran entre 24 y 72 horas. Algo más largo que esto requiere supervisión médica porque puede ser peligroso. Algunas de las razones más comunes para el ayuno de agua son religiosas o espirituales, pérdida de peso, desintoxicación, beneficios para la salud y la preparación para procedimientos médicos. Las investigaciones han relacionado el ayuno de agua con sorprendentes beneficios para la salud, por lo que las personas se sienten atraídas a hacerlo. Se sabe que el ayuno de agua reduce el riesgo de enfermedades cardíacas, diabetes y varias formas de cáncer. También facilita la autofagia, como se mencionó anteriormente, que ayuda a que las células dañadas y de alto riesgo sean reemplazadas por células más nuevas y más sanas.

El ayuno de agua condujo a la creación de varias otras dietas populares que son versiones diferentes del ayuno: piense en el método de desintoxicación de limón. Esta versión de ayuno de agua le permite a la persona consumir una mezcla de pimienta de cayena, jugo de limón, jarabe de arce y agua con frecuencia durante el día hasta por una semana.

Si considera la perspectiva histórica, casi todas las religiones sugieren cierta forma de ayuno, y, sorprendentemente, nuestros ancestros eran conscientes de sus beneficios para la salud, aunque puede que no hayan sido científicamente probados por ellos. Debido a la escasez, la guerra, el hambre, las inundaciones y otras condiciones difíciles, las personas han ayunado por defecto a lo largo de la historia cuando no tenían acceso a los alimentos o durante largos viajes.

Aunque hoy, la idea de estar sin comer parece ridícula para algunas personas, nuestros antepasados probablemente se habrían reído ante la idea de consumir de 5 a 6 comidas al día. El concepto de 5-6 comidas al día era totalmente desconocido antes de los tiempos modernos. Por lo tanto, los patrones de ayuno y los planes de comidas evolucionan en un período de tiempo de acuerdo con las circunstancias y condiciones que prevalecen en la era. Aunque el ayuno parece ridículo hoy, tiempo atrás fue un estilo de vida saludable para las personas de antes. Ahora, la gente está descubriendo lentamente sus beneficios: ha regresado a lo grande.

De acuerdo a unos estudios que le sorprenderán, los estadounidenses promedio no comen de 4 a 6 comidas al día. Esa es una cifra mucho más conservadora. La verdadera cifra oscila entre 17-18 veces por día. Sí, frote sus ojos y lea esto otra vez. ¡17-18 veces al día! ¿Usted no cree que sea posible?

Bueno, cada vez que pone algo que tiene calorías en la boca, está creando un evento digestivo. Incluso un puñado de nueces, un trago de batido entre comidas o un café al final del día está causando la activación de los procesos digestivos de su cuerpo. En resumen, terminamos comiendo más, moviéndonos menos, obteniendo menos luz solar natural y exponiéndonos a más luz artificial.

Ahora sabemos que el ayuno de agua conduce a la autofagia dentro de nuestros cuerpos. No es más que un proceso de auto alimentación.

Principalmente, durante la autofagia, nuestro cuerpo recicla las células viejas para ser sustituidas por células más nuevas y sanas. Una investigación reciente ofrece una explicación científica apropiada de la autofagia. Según esta, la autofagia desempeña un papel de limpieza al deshacerse de las proteínas recolectadas del cuerpo, mientras limpia los orgánulos dañados como el retículo endoplásmico, peroxisomas, y mitocondrias. También elimina los patógenos intracelulares. Así, la autofagia es considerada como un mecanismo de supervivencia.

También se han realizado estudios que sugieren que el ayuno puede mejorar nuestra salud digestiva, permitiendo que las bacterias buenas prosperen, lo que resulta en un aumento general en la tasa metabólica del cuerpo, reducción de peso, y varias otras condiciones cardiometabólicas.

Las investigaciones revelan que el ayuno de agua puede ayudarle a perder peso, aproximadamente 14 libras dentro de los cinco días de ayuno, reducir la presión arterial en un promedio de 20 puntos dentro de los cinco días de ayuno y disminuir el estrés oxidativo. El estrés oxidativo se puede definir como una condición caracterizada por un exceso de oxígeno que puede causar estragos en las células de su cuerpo. Es una condición compleja, cuya conclusión es que es una indicación de que la persona está completamente desequilibrada a nivel celular. Esta afección puede provocar un aumento de la fatiga, dolores musculares y articulares, canas en el cabello, frecuentes dolores de cabeza, sensibilidad al ruido, arrugas, un sistema inmune ineficaz y mala visión.

Profundicemos en el tema con el fin de entender cómo y por qué funciona el ayuno de agua y, al mismo tiempo, veamos los estudios de investigación y el desmontaje de algunos mitos comunes. También discutiremos otras formas de ayuno para ayudarlo a escoger el que mejor funcione para usted.

Capítulo Uno: Etapas del Ayuno de Agua

Ahora que tenemos cierto conocimiento del ayuno de agua, entendamos sus efectos fisiológicos en el cuerpo y cómo funciona. Dado que no se consumen alimentos ni líquidos durante el ayuno de agua, puede ser un proceso intenso y agotador durante el cual nuestro cuerpo aprende gradualmente a adaptarse a ninguna ingesta de alimentos. La persona no consume nada para obtener energía, lo que significa que una preparación y consulta adecuadas, son vitales antes de que uno comience a ayunar. Existen múltiples periodos de adaptación durante el periodo de ayuno. Sin embargo, tenga en cuenta que el período antes y después del ayuno es el más importante.

Fases del Ayuno de Agua

El ayuno de agua se puede clasificar en varias fases, y cada fase tiene distintas reacciones fisiológicas en el cuerpo. Veamos cómo esta forma de ayuno afecta al cuerpo durante cada fase para lograr una comprensión más sencilla y detallada.

Preparación para el Ayuno

Prepararse a fondo para un ayuno de agua, asegura que su cuerpo pueda sobrellevar los rigores del ayuno de una manera perfecta y sin esfuerzo. Ayuda a reducir el estrés, la ansiedad y el shock relacionados con el ayuno. Antes de comenzar su ayuno de agua, prepárese mentalmente para el proceso. Considérelo como un desafío que debe lograr con éxito para cumplir con sus objetivos de salud y pérdida de peso.

Comience por reducir su ingesta de cafeína, al mismo tiempo que se deshace del azúcar añadido y de una variedad de grasas dietéticas de su dieta una semana antes de comenzar el ayuno de agua. Evite consumir alimentos procesados o con preservantes. En su lugar, opte por opciones más saludables, como granos enteros, verduras crudas y frutas. Esto ayuda a limpiar el cuerpo y lo deja listo para el ayuno. De nuevo, asegúrese de hablar con un representante médico antes de decidir hacer el ayuno de agua durante más de cinco días.

Ciertas condiciones médicas pueden empeorar después del ayuno y podrían provocar graves riesgos para la salud. Por razones de seguridad, le recomiendo que cualquier persona interesada en el ayuno de agua, incluso aquellos que no tengan problemas conocidos, visiten a un médico para estar seguros. Si usted tiene alguna de las siguientes condiciones, evite el ayuno de agua por completo:

- Alcoholismo
- Deficiencia de Enzimas
- Desórdenes alimenticios como bulimia o anorexia
- Trastornos del Riñón o del Hígado (especialmente en etapas avanzadas)
- Trastorno Tiroideo
- Cáncer en etapa avanzada
- Diabetes o Azúcar baja
- Lupus
- Enfermedades Infecciosas
- Tuberculosis
- SIDA
- Circulación Sanguínea pobre o Enfermedad vascular

- Parálisis
- Enfermedades y dolencias cardíacas como válvulas, ataques previos al corazón, y arritmias o cardiomiopatías
- Embarazo o lactancia
- Mal de Alzheimer
- Post trasplantado
- Estar tomando ciertos medicamentos recetados

El Período de Ayuno

En las seis horas siguientes tras su comida final, la glucosa, las grasas y los aminoácidos de su cuerpo se absorberán a medida que el cuerpo digiera lo que se consumió por última vez. Durante un par de días iniciales, el cuerpo comienza a usar glucógeno o la reserva de glucosa acumulada para alimentarlo. El período dura entre 12 y 24 horas, dependiendo de nuestro metabolismo y actividad física. Mientras que nuestro cuerpo utiliza proteínas durante la semana de ayuno inicial, la cantidad se reduce a la mitad hacia el final de la segunda semana de ayuno. Si el ayuno dura más de dos días, pasará de la glucogénesis a la cetosis. Esta es la etapa precisa en la que el hígado comienza a convertir los ácidos grasos en cetonas, que son sustancias generadas por el cuerpo al descomponer las grasas. Estas cetonas se utilizan para alimentar el cuerpo y los músculos. Cuanto más larga sea la duración de su ayuno, más tiempo estará en la etapa de cetosis.

Autocuidado en el Ayuno

Cuando el período de ayuno comienza, usted no puede consumir alimentos o líquidos que no sean agua, lo que significa que su ingesta básica de agua debe mantenerse entre seis y ocho vasos por día. Durante el ayuno de agua, se le puede pedir que beba más que su ingesta habitual de agua para controlar el hambre. Además, no se recomienda el esfuerzo físico intenso durante un ayuno. Las limpiezas de colon son populares durante los ayunos de agua, ya que facilitan la eliminación de desechos del sistema, fomentando así la desintoxicación. Los ayunos de agua son un buen momento para emprender su régimen de desintoxicación, ya que el cuerpo está listo para ser limpiado y eliminar todas las toxinas acumuladas. Según una investigación realizada por la American Cancer Society, no existe evidencia científica que respalde la utilización de enemas y otros tipos de terapia de colon, incluida la ingesta de laxantes.

Después del Ayuno

Al final de su ayuno, usted puede reintroducir lentamente la ingesta de alimentos a lo largo del tiempo. Asegúrese de no consumir alimentos sólidos inmediatamente. Esto puede llevar a un montón de molestias e implicaciones para su salud. Vaya despacio y extiéndalo en un período de tiempo. Es posible que sienta hambre debido a la falta de ingesta de alimentos sólidos. Sin embargo, el plan para reintroducir alimentos sólidos es bastante similar para ayunos largos y cortos. Comer mucha comida de repente llevará a su sistema digestivo a un estado de shock. Usted se ha acostumbrado a consumir solo agua por un tiempo. Comer una dieta alta en grasas y proteínas justo al salir del ayuno, impactará su sistema digestivo.

Comience con verduras y frutas crudas. Los jugos frescos y los caldos claros pueden ser especialmente buenos. Evite los alimentos sólidos por un mínimo de tres días después del ayuno. Los sistemas digestivos de nuestro cuerpo experimentan un proceso de ayuno inverso. Nos volvemos más dependientes de los alimentos sólidos como la principal fuente de energía sobre las grasas o proteínas almacenadas a medida que terminamos el ayuno de agua. Para el cuarto día, una persona puede incluir granos enteros, y legumbres bien cocidas y suaves.

Finalmente, para el quinto y sexto día, usted puede comenzar a consumir comidas regulares. Uno de los puntos más importantes que debe recordar al interrumpir su ayuno es mantener el cuerpo hidratado de manera efectiva durante todo el proceso mediante una ingesta de líquidos en abundancia.

¿Qué le sucede a nuestro cuerpo cuando ayunamos?

Constantemente me preguntan si el ayuno es saludable y sobre los procesos fisiológicos que ocurren en nuestro cuerpo cuando ayunamos. La respuesta a la pregunta anterior es que el ayuno puede ser cada vez más saludable dependiendo de su estado médico y de la forma en que realice el proceso de ayuno. Esto es exactamente por lo que se recomienda encarecidamente que consulte a un médico antes de comenzar a ayunar.

Cuando usted ayuna, su cuerpo no recibe su fuente principal de energía, que es la comida. Nuestro hígado acumula gran cantidad de azúcar en forma de glucógeno. Esto se usa como reserva de energía alternativa cuando el cuerpo no tiene otro ningún alimento. La mayoría de este recurso de energía se consume dentro de las primeras 24 horas de ayuno.

Después de esto, el cuerpo entra en un estado conocido como cetosis. Durante este estado particular, los ácidos grasos del cuerpo actúan como combustible para reponer sus niveles reducidos de glucosa. Esto generalmente ocurre durante el segundo día de su ayuno y generalmente termina al tercer día. El cuerpo convierte el glicerol, que está disponible en las reservas de grasa del cuerpo, en glucosa para obtener energía. Sin embargo, esto todavía no es suficiente para satisfacer los requisitos de energía del cuerpo. Su cuerpo obtiene la energía restante al descomponer los aminoácidos dentro del tejido muscular, que son utilizados por el hígado para crear glucosa y satisfacer los requisitos energéticos del cuerpo.

Después de esto, la producción de cetona es suficiente para satisfacer la mayoría de las necesidades energéticas del cuerpo, y este comienza a almacenar grandes reservas de proteínas. El cuerpo es capaz de almacenar estas reservas de proteínas para la protección del tejido muscular y evitar que los órganos importantes se deterioren durante largos períodos sin comer. En los casos de ayunos que duran más de una semana, el cuerpo comienza a buscar reservas de combustible de proteínas que no sean del cuerpo. Estos incluyen, entre otras cosas, mecanismos celulares no esenciales tales como tejidos degenerativos, virus y cualquier cosa que el cuerpo pueda usar como fuente de energía, en ausencia de nueva energía alimentaria.

Beneficios del Ayuno de Agua

El ayuno siempre ha sido una parte integral de nuestra cultura por varios miles de años, aunque recientemente ha llamado la atención de los investigadores. Dado que hay varios beneficios terapéuticos del ayuno que están siendo estudiados todos los días en la ciencia moderna, es importante entender cómo el ayuno puede afectar su salud y bienestar en general. Cuando entienda los beneficios del ayuno de agua, puede usarlo ventajosamente para optimizar su pérdida de peso, antienvejecimiento y otros objetivos de salud.

El Ayuno de Agua puede facilitar la pérdida de Peso

Este es un beneficio que a la mayoría de los practicantes de ayuno potenciales les interesa. Siempre me piden que comparta consejos sobre el ayuno para perder peso. Si bien parece bastante obvio que mantenerse alejado de los alimentos y solo beber agua puede reducir la grasa corporal, funciona a un nivel mucho más profundo que eso. El ayuno de agua puede ayudar a su cuerpo a alcanzar el estado de cetosis, donde el cuerpo comienza a utilizar la energía de sus reservas internas de grasa, debido a la ausencia de nuevas fuentes de energía entrantes en forma de alimento. El ayuno de agua facilita el proceso para llegar más rápido. Durante este estado de cetosis, nuestro cuerpo no tiene más opción que descomponer las reservas de células grasas almacenadas para obtener energía.

El Ayuno retarda el Proceso de Envejecimiento

Este es otro beneficio en el que todos estamos sumamente interesados. No existe una fuerza natural conocida en este planeta que pueda revertir el proceso de envejecimiento (aunque tenemos el Botox y una gran cantidad de otros componentes producidos por el hombre). ¿Alguna vez usted se ha preguntado por qué algunas personas son capaces de retardar el proceso de envejecimiento mientras que otras envejecen más rápido de lo que puedes decir Botox? Una de las formas más efectivas de disminuir el proceso de envejecimiento es ayunar regularmente. Las investigaciones realizadas en animales, han sugerido que el ayuno puede aumentar nuestra vida útil en un máximo del 80 por ciento. En los seres humanos, se sabe que el ayuno disminuye el estrés oxidativo y la inflamación.

Reciclaje Celular Mejorado

La autofagia es un proceso normal y natural para reponer y reciclar los desechos o componentes disfuncionales del cuerpo. El ayuno de agua hace que su cuerpo entre en una etapa de autofagia, lo que ayuda a restaurar sus células opacas, dañadas e innecesarias. Con una ingesta restringida de calorías, el cuerpo se ve obligado a entrar en un modo más selectivo cuando se trata de proteger sus células. Esto simplemente significa que el ayuno puede impulsar los mecanismos de curación inherentes de su cuerpo a destruir, reemplazar y reciclar los tejidos dañados. Esto conlleva un efecto positivo para muchas enfermedades y condiciones graves.

Existen muchas historias sobre personas que afirman que el ayuno de agua les ha beneficiado en la lucha contra los trastornos debilitantes. Hay algunas investigaciones que respaldan estas afirmaciones, aunque se necesitan más estudios para llegar a una conclusión definitiva. La investigación en animales ha revelado que el ayuno en días alternos, puede llevar a una disminución importante del riesgo de síndrome metabólico y ciertos tipos de cáncer. De manera similar, los roedores que han sido sometidos a ayunos intermitentes, revelaron casos más bajos de trastornos neurológicos.

Capítulo Dos: ¿Cómo hacer un Ayuno de Agua?

Honestamente, si usted me pregunta, no hay un tipo de ayuno más extenuante que un ayuno de agua. Sin embargo, es posible que no encuentre otro ayuno que sea del mismo calibre que el ayuno de agua en términos de limpieza y desintoxicación. Es una forma barata de perder peso, centrándose en su ser espiritual interno y ayudando a su cuerpo a eliminar sus toxinas no deseadas. Aunque las restricciones de calorías a corto plazo pueden ser efectivas en términos de perder algunas libras y ayudarlo a vivir una vida más saludable (si se realiza correctamente), también conlleva muchos riesgos. Independientemente de su objetivo con el ayuno de agua, debe hacerse de manera segura y apropiada consultando primero a un profesional de la salud. También debe poder determinar cuándo detenerse y hacer una transición suave y gradual a los alimentos sólidos.

Elija la Duración de su Ayuno

Esta es una de las consideraciones más importantes antes de comenzar su ayuno. Comience con un ayuno de agua de un día. Usted no querrá suicidarse tomando un ayuno ambicioso de 5 días, cuando su cuerpo solo se está acostumbrando a la idea de vivir sin alimentos sólidos. Si tiene la intención de ayunar durante más tiempo, hágalo solo después de obtener la aprobación de un profesional médico con experiencia. Los retiros de ayuno se están volviendo muy populares debido al hecho de que esos ayunos también están bajo la supervisión de profesionales médicos. Se ha observado que el ayuno por períodos cortos, es mucho más seguro que realizar un ayuno prolongado durante más de 3 días. Haga un ayuno de agua de un día por semana.

Además, es importante tener en cuenta que usted no debe ayunar durante un período de alto estrés. Programe su ayuno de agua para una ocasión en que no esté bajo mucha presión y estrés, lo que significa que el ayuno no afectará su rutina diaria. Siempre que sea posible, evite el trabajo físico intenso durante el ayuno. Planifique su ayuno para un momento en que pueda estar bien descansado física y mentalmente.

De nuevo, tenga en cuenta que el ayuno de agua no es tan fácil como aparece en el papel. Puede ser una tarea desalentadora cuando se realiza de manera práctica. Prepárese mentalmente para ello hablando con un médico o consejero y hablando con personas que lo han hecho con éxito anteriormente. Si lo ve como un desafío o una aventura, es más probable que disfrute el proceso, y obtendrá beneficios para la salud.

Como se explicó en el capítulo anterior, no salte a la recta de inmediato. No solo es poco saludable, sino que también puede tener muchos riesgos asociados. Vaya despacio y dé un paso a la vez si desea lograr su pérdida de peso o sus objetivos de salud con el ayuno de agua. Comience a eliminar los alimentos como la cafeína, el azúcar y los alimentos procesados de su dieta aproximadamente 2-3 días antes del ayuno. Principalmente, limítese a comer verduras y frutas antes de comenzar el ayuno.

Otro consejo importante es reducir las porciones de comida durante varias semanas antes del ayuno. Esto ayuda a preparar su cuerpo para el próximo ayuno y hace que la transición sea más suave. Hace que el proceso general sea mucho más suave tanto física como mentalmente. Piense en usar el ayuno intermitente (hablaremos más sobre esto más adelante) en la preparación previa a su ayuno. Puede programar ambos tipos de ayunos en el transcurso de un mes.

Tres semanas antes de que comience su ayuno de agua, deje de desayunar. Durante la segunda semana, omita el almuerzo y el desayuno. Para la tercera semana, debe saltarse el desayuno y el almuerzo, mientras reduce la porción de la cena. Durante la cuarta semana, comience su Ayuno de Agua.

Comienza el Ayuno

Consuma entre 9 y 13 vasos de agua al día durante su ayuno. En general, las mujeres deben consumir alrededor de 2,2 litros de agua al día, mientras que los hombres deben consumir alrededor de 3 litros de agua por día. Manténgase apegado a su ingesta diaria de agua recomendada durante el período de ayuno. Elija el agua más pura y limpia que pueda u opte por agua destilada.

Conozco a una persona que malinterpretó completamente el proceso de ayuno del agua y bebió toda el agua de una sola vez. Evite hacer esto. En su lugar, distribuya su consumo de agua durante todo el día. Prepare de tres a cuatro jarras de un litro por día para que le resulte más fácil determinar la cantidad de agua que está consumiendo en un día. Evite beber más de la cantidad de agua sugerida, ya que puede eliminar de su cuerpo sales, minerales y otros elementos nutritivos y crear problemas de salud. Usted no desea que sus nutrientes esenciales se eliminen al beber cantidades mayores de agua de las recomendadas.

Si experimenta retortijones por el hambre, cálmelos tomando uno o dos vasos de agua. Deje que los dolores se calmen. Los antojos suelen pasar después de un rato. También puede prestar atención a otras cosas o buscar distracciones agradables como leer, escuchar música y meditar.

Algunas personas experimentan una sensación de mareo durante el ayuno. Este suele ser el caso después de 2-3 días de ayuno. Evite esto levantándose lentamente y practicando ejercicios de respiración profunda antes de pararse. Si usted comienza a sentirse demasiado mareado, siéntese o acuéstese rápidamente hasta que la sensación pase. Trate de colocar su cabeza entre las rodillas cuando el mareo sea demasiado fuerte. El mareo excesivo puede hacer que pierda el conocimiento, lo que significa que es hora de dejar de ayunar y ver a su médico inmediatamente.

Aprenda a distinguir entre efectos secundarios regulares y alarmantes. Algunos de los efectos secundarios comunes del ayuno de agua incluyen mareos, debilidad leve, sensación de náuseas, algunos latidos cardíacos omitidos, etc. Sin embargo, si pierde el conocimiento o tiene palpitaciones cardíacas intensas durante una o dos veces al día, puede ser el momento de buscar una intervención médica profesional. Una vez más, el dolor de estómago intenso, la molestia, el dolor de cabeza o cualquier otro síntoma que cause dolor o molestia debe tratarse de inmediato. No espere a que las cosas empeoren. Cualquier síntoma alarmante merece atención médica inmediata.

Asegúrese de estar bien descansado durante el período de ayuno. Durante la fase de ayuno habrá una disminución importante de energía y resistencia, lo que significa que no debe esforzarse ni física ni mentalmente. Mantenga un patrón de sueño equilibrado y saludable. El ayuno se trata de estar bien descansado, física, mental, emocional y espiritualmente. Tome una siesta cada vez que tenga ganas de descansar. Recomiendo firmemente leer material espiritual inspirador y edificante. Evite presionarse o ejercitarse físicamente. Es normal sentirse cansado y fuera de flujo. Solo dedíquese un tiempo para relajarse y rejuvenecer.

Sus niveles de energía estarán fluctuando constantemente, lo que significa que terminará sintiéndose débil, agotado y con poca energía. Incluso usted siente que tiene toda la energía del mundo, evite esforzarse físicamente. En cambio, practique la meditación y el yoga suave reparador. Entrenamientos intensos, ejercicios cardiovasculares y actividades físicas intensas deben impedirse por completo. El yoga es una alternativa más suave y sutil si está buscando un ejercicio ligero o actividades físicas. Es una forma calmante y relajante de mover los músculos y hacer algunos ejercicios ligeros. Mientras que algunas personas se sentirán cómodas practicando posturas de yoga, otras pueden encontrarlas más exigentes físicamente. No lo intente si no lo ha hecho antes. Simplemente, apéguese a la práctica de respiración profunda y meditación. La idea es escuchar a su cuerpo y hacer lo que le sea cómodo.

Mientras practique el ayuno de agua, es vital consumir agua limpia, de la mejor calidad y fresca. Durante la ausencia de alimentos, el agua contaminada terminará siendo peor. Manténgase tomando agua destilada o filtrada durante el ayuno. La filtración puede ser una opción si tiene un mecanismo de filtración efectivo. Sin embargo, nada supera la destilación, que va más allá de la filtración y elimina todos los elementos químicos y elementos dañinos del agua.

Organizar un horario fijo es crucial para el éxito del ayuno de agua. Si es posible, considere tomarse un descanso del trabajo para limpiar su sistema durante el ayuno. Elija una duración fija para el ayuno. Aunque los ayunos de tres, siete y diez días son comunes, hay personas que ayunan por períodos más largos. Siempre recomiendo comenzar poco a poco. Si este es su primer intento de seguir un ayuno de agua, opte por un ayuno de 24 horas. Los ayunos de tres días también son comunes para los principiantes. Si usted planea tomar un ayuno de agua por más de cinco días o usarlo como un método para mejorar una condición médica grave, opte por un ayuno médico supervisado. Muchas personas prefieren practicar un ayuno medico supervisado, ya que les proporciona un entorno más controlado pues cuentan con un equipo de profesionales expertos que garantiza que todo salga bien. Además, tiene otros profesionales para orientación y apoyo psicológico.

Si no sabe qué ayuno funcionará mejor para usted, algunas pruebas realizadas en una clínica de ayunos certificada pueden ayudarle. Controle de cerca su salud durante el ayuno y realice la transición a alimentos sólidos sin esfuerzo. Repasemos algunos puntos rápidamente sobre las precauciones del ayuno. Las mujeres embarazadas y lactantes deben evitar el ayuno, ya que una vida en desarrollo es demasiado sensible para estar sujeta a restricciones y deficiencias nutricionales. Del mismo modo, cualquier persona que sufre de diabetes tipo 1 debe elegir diferentes variantes de una dieta de desintoxicación. El ayuno es más efectivo para las personas que pesan más de 120 libras. Si pesa menos de eso y aún quiere seguir adelante y ayunar, planee un ayuno más corto, especialmente si está ayunando por primera vez.

Rompiendo el Ayuno

Rompa su ayuno gradualmente con jugos de limón y naranja. Los caldos ligeros también son buenos para romper el ayuno. Después, agregue comidas lentamente a su dieta. Empiece con pequeñas porciones cada par de horas, y aumente el tamaño de las porciones de sus comidas gradualmente. Proceda paso a paso, vaya de los alimentos que se pueden digerir fácilmente a los alimentos que son difíciles de digerir. Dependiendo de la duración del ayuno, el proceso puede extenderse por un período de un solo día o varios días, dependiendo de cómo se sienta.

Estos son algunos alimentos que puede consumir mientras rompe el ayuno en el orden en el que se indican: jugo de frutas y verduras, vegetales verdes y frutas crudas, yogur, verduras cocidas y caldo de verduras, granos cocidos, lácteos y huevos, aves de corral (así como carne y pescado). ¡Todo lo demás de último!

Una de las cosas más importantes que debe recordar mientras este ayunando, es que no le ayudará mucho si vuelve a consumir una dieta alta en grasas y azúcar inmediatamente después del ayuno o incluso más tarde. Siempre tenga una dieta sana, llena de nutrientes y equilibrada. Consuma muchos granos enteros, verduras y frutas.

Mantenga una dieta baja en grasas poco saludables y azúcares. Haga ejercicio durante aproximadamente media hora al día durante cuatro a cinco días a la semana. Mantenga un estilo de vida saludable para mejorar su salud y bienestar en general. Recuerde, el ayuno es solo una parte de su estilo de vida. Hay otros cambios que deberá realizar para que el proceso de ayuno de agua sea más efectivo.

Capítulo Tres: Ayuno Intermitente

El ayuno intermitente (IF) es actualmente una de las tendencias de salud más populares en el mundo. Es conocido por tener muchos efectos positivos en el cuerpo, como mejorar la salud, la pérdida de peso y un estilo de vida más simplificado. Se han realizado innumerables estudios para señalar los beneficios del ayuno intermitente en el cuerpo humano y la mente.

¿Qué es exactamente el Ayuno Intermitente?

El Ayuno Intermitente es un patrón de alimentación donde la persona alterna períodos de comida y de ayuno. A diferencia de otras dietas y planes de comidas, no especifica lo que se debe comer o evitar. Por lo tanto, no es realmente una dieta en su sentido más estricto. Es más un patrón de alimentación que una dieta convencional. Aunque hay muchísimos métodos de ayuno intermitente, algunos de los más comunes son los ayunos diarios de 16 horas o los ayunos de 24 horas dos veces por semana.

Los antiguos recolectores de comida y los cazadores no tenían la facilidad de los supermercados y los refrigeradores. La comida no siempre estaba disponible a lo largo de todo el año. A veces, no se podía encontrar nada para comer y pasaban días sin comida. El resultado: a través de la evolución, el cuerpo humano se acostumbró a no comer durante largos períodos de tiempo. Iría un paso más allá y diría que el ayuno es más normal y natural que comer. El ayuno es para lo que está hecho el cuerpo. Comer más de 3 o 4 comidas puede que no sea tan natural para el cuerpo humano como el ayuno, ya que nuestros cuerpos están esencialmente conectados para no comer durante períodos de tiempo más prolongados. Además de esto, la gente también ayunaba por motivos religiosos. Muchas religiones, como el judaísmo, el budismo, el hinduismo y el islamismo, practican el ayuno con el propósito de limpiar el cuerpo y lograr otros objetivos espirituales o religiosos.

¿Cuáles son las diferencias entre los métodos de Ayuno Intermitente?

Como se discutió anteriormente, hay muchas vías para practicar el ayuno intermitente, lo que implica dividir los días de la semana de 24 horas en períodos de comida y ayuno. Diferentes personas eligen diferentes métodos según lo que sea más conveniente o adecuado para ellos. Durante estos períodos de ayuno, usted come poco o nada.

Aquí encontrará los métodos más populares de ayuno intermitente:

El método 16/8: el método de ayuno intermitente 16/8 (también denominado protocolo Leangains) comprende saltarse el desayuno y limitar la duración diaria de la comida a 8 horas. Por ejemplo, puede comer desde las 2 p.m. a las 10 p.m. y ayunar durante las 16 horas restantes.

Con la dieta 5: 2: utilizando este método de ayuno intermitente, usted se enfoca en consumir simplemente 500-600 calorías en un par de días no consecutivos dentro de una semana. Puede ingerir comidas regulares durante los 5 días restantes. Reducir las calorías puede ser bueno para bajar de peso siempre y cuando no se acumulen calorías durante los períodos normales de alimentación.

La dieta 5: 2 es un plan de dieta muy solicitado porque consiste en comer durante 5 días a la semana y limitar las calorías durante un par de días restantes. El método también se conoce como la dieta de ayuno y fue popularizado por el doctor y autor Michael Mosley. Para hacer el proceso más eficiente, el ayuno debe realizarse en días no consecutivos.

El método comer-parar-comer es otro método popular de ayuno intermitente que consta de un período de ayuno de 24 horas una o dos veces por semana. Usted ayuna durante un período de 24 horas. Por ejemplo, cuando cena el sábado, no consume ningún alimento hasta la hora de la cena del domingo, durante un período de 24 horas. El plan también se puede implementar desde el desayuno o el almuerzo, hasta el desayuno o el almuerzo del día siguiente, respectivamente. No importa si comienza con el almuerzo, el desayuno o la cena, siempre y cuando ayune durante un período de 24 horas. Se puede consumir café sin azúcar, agua y otras bebidas no calóricas durante el ayuno. Sin embargo, no están permitidos los alimentos sólidos. Si usted está practicando el plan de ayuno intermitente comer-dejar-comer con el propósito de perder peso, es importante que coma correctamente durante su ventana de alimentación. Consuma una comida saludable, nutritiva y equilibrada sin pasar hambre durante su ventana de comida. El único problema con el método comer-parar-comer es que puede ser difícil ayunar durante un período de 24 horas, especialmente si no está acostumbrado a ayunar.

Sin embargo, el truco es llegar lenta y constantemente. Comience con un ayuno de 13 a 16 horas y luego aumente gradualmente las horas de ayuno hasta que su cuerpo se acostumbre a ello. Cuando comience el ayuno de 24 horas, puede sentirse bien inicialmente, pero sentirse hambriento hacia el final del ayuno; esto es normal. Ayunar así requiere mucha autodisciplina y control. No se obsesione con los horarios ni sea rígido. Si tiene ganas de comer una hora antes, vaya y coma. Asegúrese de comenzar con algo ligero como un jugo o caldo y luego vuelva a las comidas regulares.

La Dieta del Guerrero: El nombre de esta dieta evoca la imagen de un caballero en camino a ayudarlo a combatir el exceso de la grasa del cuerpo y una mala salud. La dieta del guerrero se hizo popular por el gurú del fitness Ori Hofmekler. Se trata de consumir pequeñas cantidades de verduras y frutas crudas durante el día y luego comer una comida grande para la cena. En resumen, se limita a lo largo del día y se deleita durante la cena con una fase de alimentación de 3 a 4 horas. La dieta del guerrero es probablemente el único tipo de ayuno intermitente que se centra en la elección de alimentos que se parecen mucho a la dieta paleo, que comprende alimentos completos sin procesar y que están más cerca de su forma natural.

Salto espontáneo de comidas: uno no tiene que seguir un tipo específico de ayuno intermitente para disfrutar de los beneficios de la práctica. Una opción es saltarse las comidas y comer cuando sea conveniente. Algunas personas se saltan las comidas periódicamente siempre que sea posible para ellos. Es posible que desee saltarse las comidas cuando no tenga hambre o esté demasiado ocupado para cocinar. Lo discutiremos en el capítulo sobre los mitos del ayuno, pero la idea de que usted tiene que comer comidas frecuentes o terminará muriéndose de hambre es un gran mito. Nuestro cuerpo es capaz de lidiar con la abstinencia de los alimentos durante períodos prolongados, aunque creemos que el ayuno no es natural. No se preocupe por entrar en el modo de inanición o perder músculo a menos que sufra una afección médica que requiera que tenga precaución durante el ayuno.

Si un día usted no está particularmente hambriento, no desayune y en su lugar opte por un almuerzo nutritivo. Si usted está ocupado a lo largo del día, salga de casa después de haber comido un desayuno saludable y omita el almuerzo para tomar una cena ligera y bien equilibrada. Conozco a algunas personas que recurren a saltarse las comidas cuando no pueden encontrar nada para comer mientras viajan. Este es probablemente el mejor momento para hacer un mini ayuno. Saltarse un par de comidas cuando lo desee no es más que una forma más espontánea de ayuno intermitente. Asegúrese de consumir comidas saludables en otras ocasiones. Además, evite compensar las calorías comiendo en exceso durante las fases de alimentación. Los principiantes consideran que el método 16/8 es el plan de dieta más sostenible debido a su viabilidad y facilidad de uso.

Diferencia entre Ayuno intermitente e Inanición

Frecuentemente me hacen la siguiente pregunta: ¿No es el ayuno intermitente peligroso pues implica inanición?

Mi respuesta: ¡no! El ayuno intermitente se diferencia de la inanición de una manera importante. La única palabra para esta diferencia es control. La inanición es la ausencia involuntaria o forzada de alimentos. No es a propósito ni controlado. Por otro lado, el ayuno es la retención voluntaria de comidas por razones espirituales, religiosas o de salud. Hay comida disponible, pero usted elige deliberadamente no consumirla durante el período estipulado. Puede durar desde unas pocas horas hasta días o semanas.

El ayuno, incluso si no es deliberado, es un período en el que se abstiene de comer. Por ejemplo, todos ayunamos de forma predeterminada desde la cena hasta el desayuno del día siguiente (a menos que usted sea un limpiador de refrigeradores a medianoche como uno de mis amigos) durante 12-13 horas. Por lo tanto, el ayuno no es algo nuevo para nosotros. Siempre ha sido parte integrante de nuestras vidas.

¿Cómo funciona el Ayuno Intermitente a nivel Psicológico?

Entonces, después de toda la discusión acerca de lo que define el ayuno intermitente y de los diferentes métodos para lograrlo, analicemos directamente cómo funciona. En un nivel primario, el ayuno ayuda a su cuerpo a quemar el exceso de grasa almacenada. Contrariamente a lo que mucha gente cree, el ayuno, cuando se realiza correctamente, no es antinatural o arriesgado a menos que sufra de condiciones médicas específicas y se le haya aconsejado que tome precauciones. El problema es que la mayoría de las personas no cuentan con el conocimiento para ayunar correctamente. Veamos cómo el ayuno puede ser beneficioso para el cuerpo. La grasa es el mecanismo del cuerpo humano para almacenar energía. Cuando usted no ingiere alimentos por períodos prolongados, el cuerpo no tiene otra opción que sumergirse en sus reservas de energía ya acumuladas y almacenadas en forma de grasa para satisfacer sus necesidades energéticas. Piense en esto de esta manera: ¿Qué sucede cuando su fuente de ingresos se detiene repentinamente? Obviamente, usted utiliza sus ahorros para satisfacer sus necesidades diarias cuando se detiene un flujo de ingresos constante. El equilibrio entre ayunar y comer le permite a su cuerpo utilizar la grasa acumulada mientras mantiene un equilibrio saludable.

Cuando comemos algo, la energía que se consume no se usa instantáneamente. Una parte considerable de ella se mantiene en reserva para su uso posterior. La insulina, la hormona responsable del proceso de almacenamiento de alimentos del cuerpo, facilita el proceso de almacenamiento de los alimentos que ingerimos de varias maneras. El azúcar forma una cadena larga a través del proceso de glucógeno y es recolectada en el hígado, aunque tiene una capacidad de almacenamiento limitada. También se puede transportar a depósitos en otras partes del cuerpo donde hay almacenamiento ilimitado. El almacenamiento restringido de grasa en el hígado es más fácil de acceder que la grasa almacenada en varias partes del cuerpo. El proceso luego pasa al modo inverso mientras ayuna. Los niveles de insulina bajan, y el cuerpo humano comienza a quemar la energía acumulada porque no hay flujo de entrada de energía nueva en el cuerpo. Los niveles de glucosa se reducen, por lo que la única vía que tiene nuestro cuerpo es quemar la glucosa para satisfacer sus necesidades energéticas. El glucógeno es la fuente de energía más fácilmente disponible, donde las moléculas de glucosa proporcionan energía a otras células del cuerpo. Este proceso es suficiente para satisfacer el suministro de energía del cuerpo durante 24 a 36 horas. Después de eso, nuestro cuerpo comienza a transformar la grasa almacenada en energía utilizable. Esto significa que, durante el ayuno intermitente, nuestro cuerpo subsiste en estados duales, es decir, el estado de alimentación y ayuno. En el estado de alimentación, nuestros niveles de insulina se elevan, mientras que, en el estado de ayuno, disminuyen. El cuerpo humano siempre está almacenando o quemando energía para satisfacer sus necesidades energéticas. Si la duración del ayuno se equilibra con la comida, el peso neto del cuerpo no aumenta.

Si usted consume comidas de la mañana a la noche, siempre estará en la etapa de comer. Esto significa que evita que su cuerpo queme la grasa almacenada para cumplir con sus requisitos de energía. La grasa se sigue acumulando, sin que el cuerpo utilice reservas almacenadas (a medida que disponga de nuevas fuentes de energía). Esto invariablemente conduce al aumento de peso ya que no permitimos que nuestro cuerpo se deshaga de ninguna grasa al convertirla en energía. Para perder peso o mantener el equilibrio corporal, nuestro cuerpo necesita quemar la energía almacenada, lo que puede suceder solo al restringir el consumo de alimentos durante un período específico.

Una de las cosas más importantes que debemos recordar acerca del ayuno intermitente es que en realidad no es dañino. Se trata de mantener el funcionamiento de los ciclos del cuerpo. Como la mayoría de las personas, si usted está constantemente envuelto en el proceso de comer, usted continuará utilizando la energía nueva proveniente de la comida, sin tratar de quemar lo que se ha acumulado.

Su cuerpo raramente entra en etapa de ayuno normalmente. ¿Usted, generalmente, realiza un ayuno de más de 12 horas entre dos comidas? No, cierto. Esto le quita a su cuerpo la oportunidad de entrar en el proceso de combustión de energía. Esta es una de las razones principales por las que las personas que practican el ayuno intermitente liberan su grasa corporal sin realizar cambios en la cantidad y lo que comen, ni en sus actividades. Si bien es casi imposible poner a su cuerpo en un estado de ayuno dentro del horario de ayuno estándar, el ayuno intermitente puede ayudarlo a alcanzar su pérdida de peso y otros objetivos de salud. Si usted comienza a comer tan pronto sale de la cama y no para hasta que se duerme, usted está pasando casi todo su tiempo en la etapa de comer. Durante un período de tiempo, seguirá acumulando las reservas de energía de grasa sin ofrecer a su cuerpo la posibilidad de quemarla. Cuando ayuna, el cuerpo tiene suficientes oportunidades de sumergirse en las reservas de energía almacenadas para cumplir con sus requisitos energéticos, quemando así la grasa acumulada y convirtiéndola en energía utilizable para ayudarle a realizar tus actividades diarias.

La retirada repentina de alimentos no es la mejor manera de comenzar con el ayuno intermitente. Los investigadores y los expertos en nutrición y dieta sugieren comenzar con períodos de ayuno más cortos y aumentarlos progresivamente según su nivel de comodidad. Puede comenzar con un período de 4 a 8 horas y trabajar para llegar a las 12-24 horas. Empezar con ayunos de mayor duración puede llevar a su cuerpo, no acostumbrado al ayuno, a un estado de shock que no es saludable. Dele a su cuerpo el tiempo para acostumbrarse a estar sin comer, comenzando con períodos de ayuno más cortos. Cuando se sienta cómodo ayunando durante un cierto número de horas, aumente lentamente el número de horas.

Sin embargo, asegúrese de no ir más allá de la duración permitida y mantener un equilibrio saludable entre el ayuno y el banquete. Dele a su cuerpo tiempo para acostumbrarse a estar sin azúcar durante un período de tiempo. Una vez que se adentre en el ritmo de sobrevivir sin azúcar durante períodos prolongados, aumente la duración del ayuno. Esto hará que sea más fácil para usted cumplir con su pérdida de peso y otros objetivos de salud.

El cuerpo de todos no es el mismo. Si experimenta una sensación de cansancio, agotamiento o poca energía, cambie a un método de ayuno diferente. Si bien a algunas personas les resulta difícil ayunar en los días laborales, y pueden lograr sus objetivos de ayuno durante los fines de semana, a otras les resulta más fácil el ayuno de 16 horas. Todo depende de su salud, objetivos de ayuno y estilo de vida.

¿Cuál es el método de ayuno intermitente más cómodo y conveniente? Ningún método es perfecto. Tiene que elegir el mejor y hacer que funcione para su beneficio. Una vez que practique los diferentes métodos y evalúe sus consecuencias en su cuerpo y mente, será capaz de tomar decisiones más informado.

El ayuno intermitente puede ser una de las técnicas de pérdida de peso más simples. No necesita mucho cambio en sus planes dietéticos y ofrece excelentes resultados. Este tipo de ayuno es fácil de implementar y puede marcar una gran diferencia en su peso. Las dietas pueden parecer fáciles a primera vista, pero a menudo son difíciles de implementar. El ayuno intermitente es todo lo contrario. Puede parecer difícil, pero cuando lo logras, no es realmente difícil de llevar a cabo.

Básicamente, el ayuno le permite al cuerpo quemar el exceso de grasa. Es vital darse cuenta de que es normal que los humanos ayunen, y hemos ayunado durante un período de varios miles de años sin ningún efecto perjudicial.

Ayuno Intermitente – Puntos a considerar antes de Ayunar

El hambre será el efecto secundario más común y obvio de cualquier forma de ayuno. Este deseo y hambre vendrán con su parte justa de debilidad junto con la noción de que nuestro cerebro no está funcionando a su capacidad óptima.

Si por lo general usted está sano y tiene un cuerpo bien nutrido, es posible que no haya ningún riesgo potencial de quedarse sin comer por un tiempo. En todo caso, el ayuno intermitente regula, equilibra y disciplina sus patrones de consumo de alimentos. Sin embargo, si padece afecciones médicas específicas que requieren atención adicional o no está seguro de la capacidad de su cuerpo para ayunar, siempre hable con un médico antes de practicar un ayuno.

Las personas con diabetes, con problemas de regulación de azúcar en la sangre, trastornos de la alimentación, problemas de fertilidad, presión arterial baja, etc., deben evitar todas las formas de ayuno intermitente, o ayunar solo después de hablar con su médico. Del mismo modo, las mujeres embarazadas y las madres lactantes deben evitar el ayuno intermitente. Las personas con antecedentes de anorexia o trastornos de la alimentación también deben evitar el ayuno intermitente, ya que puede provocar un resurgimiento de estas afecciones.

Además, el ayuno en días específicos no debería hacerle pensar ir al ataque de alimentos ricos en calorías como dulces, comida chatarra y artículos fritos en los días de comida. Por supuesto, habrá algunos días de recompensa (no me gusta llamarlos "días de trampa" por algún motivo; los días de recompensa tienen un tono más positivo, ¿no es así?). Sin embargo, hacer de cada período de comidas una fiesta, anula el propósito del ayuno intermitente. Vigile de cerca el consumo de calorías si quiere perder peso.

Las mujeres no deben optar por consumir menos de 500 calorías al día o estar sin comer durante un período de 24 horas. Puede aumentar el estrés y provocar desequilibrios hormonales. Una mayor restricción de calorías puede causar estragos en el ciclo menstrual. Esta es exactamente la razón por la que se cree que el tipo de ayuno intermitente 16-8 es el mejor para las mujeres que desean implementarlo para perder peso u otros objetivos. Es un plan más factible y práctico para las mujeres, y un objetivo con el que pueden comprometerse a largo plazo.

Una ventana de ayuno intermitente promedio se extiende de 13 a 17 horas. Si está comenzando con esto, comience a saltarse su desayuno. Luego, opte por dos comidas diarias, mientras mantiene un período de alimentación de 7-8 horas. Mantenga una ventana de 3 a 4 horas por lo menos entre la cena y el momento de dormir.

Evite el ayuno intermitente si su dieta diaria consiste en alimentos procesados, endulzados artificialmente y enlatados. El valor nutritivo de lo que come es parte integral del éxito de su ayuno intermitente. Evite acumular calorías no saludables al consumir azúcar, carbohidratos refinados y grasas malas. Evite comer comida chatarra y comidas altas en carbohidratos durante su ventana de comida. En su lugar, incluya comidas más nutritivas y llenas de proteínas en su dieta.

Para las personas que siguen una rutina de ejercicios más rigurosa y exigente, es importante consumir comidas de recuperación. Consuma proteína de suero de leche alrededor de media hora después de su entrenamiento. Puede probar otros horarios y planes de comidas para evaluar lo que mejor se adapte a su régimen de ejercicios y objetivos. Tenga cuidado al practicar el ayuno intermitente. Entienda los requisitos de su cuerpo y sus metas para ayunar antes de ir a ayunar. Cualquier tipo de restricción o limitación de calorías no es bueno para las personas con diabetes, problemas de azúcar en la sangre y problemas de nivel de insulina. Las personas con hipoglucemia también deben evitar las restricciones de calorías.

El ayuno intermitente no es una dieta de restricción calórica extrema y, por lo tanto, no debe implementarse como tal. El objetivo principal del ayuno intermitente es mantener un equilibrio saludable entre consumir y mantenerse alejado de las calorías para mantener su cuerpo saludable.

Lo más importante y que muchas personas ignoran, es que debe sentirse bien con el ayuno. Sí, este es el factor más importante para el éxito. Aparte de todas las restricciones de salud, si usted no se siente bien con el ayuno, es posible que desee volver a trabajar en su dieta o plan de comidas. El ayuno intermitente debe hacerle sentir liviano, saludable y positivo. Si siempre experimenta sentimientos de debilidad, agotamiento y mal humor, puede que sea el momento de actuar.

Los retortijones por hambre son normales. Mucha gente que conozco se alarma por sus retortijones por hambre, los cuales me parecen un poco divertidos. Tenga en cuenta que su cuerpo no está acostumbrado a estar sin alimentos durante períodos prolongados. Es probable que haya algunos síntomas de abstinencia. Siga un horario de ayuno regular una vez que su cuerpo identifique el tipo de ayuno que funciona para él. Evite cambiar los tipos de comidas y los tipos de ayuno de manera errática una vez que haya establecido una rutina específica de ayuno

Mi consejo favorito de supervivencia en ayunas es controlar el hambre consumiendo té negro o café. El hambre leve es natural, y el ayuno intermitente no es lo mismo que morir de hambre.

Como un practicante de ayuno intermitente responsable y bien informado, usted debe comprender que no hay un arma mágica o una píldora secreta que lo ayude a perder peso durante la noche. El desprendimiento de grasa y el desarrollo de masa muscular ocurren durante un período de tiempo cuando un plan de dieta saludable se combina con un estilo de vida saludable. Apéguese a una dieta consistente en alimentos integrales y verduras o frutas crudas. Su caja de herramientas para perder peso no estará completa sin algún tipo de actividad física, entrenamiento o ejercicio.

El ayuno intermitente requiere mecanismos de reducción de estrés ya que tenderá a sentirse estresado y con poca energía periódicamente. Practique yoga y/o meditación para eliminar el estrés y sentirse más positivo a lo largo del día. Duerma durante un mínimo de 8 horas al día. Conozco a personas que llevan estilos de vida absolutamente poco saludables y esperan que el ayuno intermitente sea la única píldora para curar todas sus dolencias. Todos sus requisitos de salud y nutrición pueden llenarse reduciendo sus comidas a menos que se especifique lo contrario de acuerdo con su historial médico. En tal escenario, ¿por qué complicar las cosas comiendo mucho más de lo que debería?

Beneficios del Ayuno Intermitente

Aquí encontrará algunos beneficios o ventajas del ayuno intermitente:

1. El ayuno Intermitente altera la función de las células y hormonas.

Cuando usted deja de comer por un tiempo, hay muchos cambios que ocurren dentro de su cuerpo. Por ejemplo, se activa un proceso vital de reposición celular y provoca alteraciones a nivel hormonal. Esto hace que la grasa corporal acumulada sea mucho más accesible. Existen ciertos cambios que ocurren en nuestro cuerpo mientras estamos ayunando.

Nuestro nivel de insulina en la sangre disminuye considerablemente, lo que activa el proceso de quema de grasa del cuerpo. Además de esto, los niveles en sangre de nuestras hormonas de crecimiento aumentan significativamente (hasta cinco veces más que los niveles regulares). El aumento en el nivel de esta hormona acelera la quema de grasa y el proceso de ganancia muscular, al mismo tiempo que tiene otros innumerables beneficios. Estimula un proceso en nuestro cuerpo de reparación celular vital, como la eliminación de material de desecho dentro de las células. También se cree que el ayuno intermitente cambia nuestros genes y la composición molecular para aumentar nuestra vida útil y ofrecer protección contra enfermedades mortales y algunos males. Varios beneficios del ayuno intermitente están estrechamente relacionados con las transformaciones en nuestras hormonas, la expresión genética y las funciones celulares.

2. El Ayuno facilita la pérdida de peso y la reducción de la grasa del vientre.

Muchas personas que practican el ayuno intermitente lo hacen con el objetivo de perder peso o prevenir unas pocas libras extras. Se ha convertido en un plan de comidas para perder peso muy solicitado.

Al practicar el ayuno intermitente, usted comerá menos comidas. A menos que compense consumiendo más calorías durante su período de alimentación, su consumo de calorías se reduce. Además de esto, el ayuno intermitente aumenta las funciones hormonales del cuerpo para ayudar a perder peso. La reducción de los niveles de insulina, el aumento de los niveles de la hormona del crecimiento y una mayor cantidad de no adrenalina facilitan acumulativamente la descomposición de las reservas de grasa de su cuerpo que son utilizadas como energía para alimentar las funciones corporales. Esta es exactamente la razón por la cual el ayuno a corto plazo puede aumentar la tasa metabólica de su cuerpo entre un 3,6 y un 14 por ciento. Por lo tanto, el ayuno intermitente es efectivo en ambos lados de esta ecuación. Aumenta la tasa metabólica del cuerpo y disminuye la ingesta de alimentos. Según una revisión de la literatura científica de 2014, el ayuno intermitente puede llevar a una pérdida de peso de alrededor del 3 al 8 por ciento, durante un período de 3 a 24 semanas. Aparte de esto, el ayuno intermitente aumenta las funciones hormonales del cuerpo para ayudar a perder peso.

3. El Ayuno Intermitente puede disminuir la resistencia a la insulina además de la propensión a la diabetes Tipo 2.

La diabetes tipo 2 ha ganado atención generalizada en los últimos años. La característica más notable de la diabetes tipo 2 es el alto nivel de azúcar en la sangre cuando se trata de resistencia a la insulina. Cualquier cosa que disminuya la resistencia a la insulina reducirá los niveles de azúcar en la sangre y combatirá la diabetes tipo 2. Se sabe que el ayuno intermitente tiene muchos beneficios significativos en la resistencia a la insulina del cuerpo y conduce a una reducción significativa del azúcar en la sangre. En una investigación llevada a cabo en seres humanos (gracias a Dios que alguien se dio cuenta de que nuestros cuerpos son diferentes de los ratones) se sabe que el ayuno intermitente reduce los niveles de azúcar en la sangre entre un 3 y un 6 por ciento, mientras que la insulina (en ayunas) lo reduce entre un 20 y un 32 por ciento.

Otro estudio realizado en ratas (una vez más los roedores reaparecieron) sugirió que el ayuno intermitente ofrece protección contra el daño de los riñones, una de las complicaciones más difíciles derivadas de la diabetes. Esto simplemente significa que el ayuno intermitente es excelente para las personas que tienen un alto riesgo de desarrollar diabetes tipo 2.

4. El Ayuno Intermitente puede ser beneficioso para la salud del corazón.

¿Sabías que el asesino número uno del mundo es la enfermedad cardíaca? Sí, las enfermedades cardíacas se cobran más vidas que cualquier otra cosa, por lo que es importante mantener una buena salud del corazón. Varios indicadores de salud o factores de riesgo están estrechamente relacionados con un mayor o menor riesgo de enfermedades del corazón. Se sabe que el ayuno intermitente mejora innumerables factores de riesgo como la presión arterial, el colesterol, los estados inflamatorios y nuestros niveles de azúcar en la sangre. Dicho esto, gran parte de la investigación relacionada con el impacto del ayuno intermitente en la salud del corazón se ha llevado a cabo en animales. Los impactos en la salud humana requieren más investigación para establecer un vínculo concluyente entre el ayuno intermitente y la salud del corazón.

5. El Ayuno Intermitente puede disminuir el estrés oxidativo y la inflamación del cuerpo.

El estrés oxidativo es una de las principales causas del envejecimiento y muchas enfermedades crónicas. Comprende varias moléculas inestables denominadas radicales libres, que se juntan con otras moléculas vitales para reaccionar y dañarlas. Se han realizado innumerables estudios que relacionan el ayuno intermitente con una alta resistencia al estrés oxidativo. Algunos estudios también han revelado que el ayuno intermitente ayuda a combatir la inflamación, otra causa de enfermedades comunes.

6. Los procesos inducidos por el Ayuno intermitente que abordan la reparación celular.

Cuando nuestro cuerpo entra en ayuno, sus células inician un proceso de eliminación de desechos celulares denominado autofagia (más adelante conoceremos sus beneficios). Durante la autofagia, las células del cuerpo se descomponen y se usan para metabolizar proteínas dañadas y disfuncionales que se acumulan dentro de las células durante un período de tiempo. La autofagia excesiva también combate enfermedades como el Alzheimer y el cáncer.

7. El ayuno puede ayudar a prevenir el cáncer.

El cáncer es una enfermedad que amenaza la vida, caracterizada por un crecimiento incontrolable de células. El ayuno impacta nuestro metabolismo y puede conducir a un menor riesgo de cáncer. A pesar de que los estudios llevados a cabo dentro de esta área están mayormente restringidos a los animales, ha habido un vínculo alentador entre el ayuno y una vida más larga debido a la capacidad de nuestro cuerpo para combatir enfermedades que amenazan la vida. También hay algunas pruebas que sugieren que el ayuno intermitente puede ayudar a mitigar los severos efectos de la quimioterapia.

8. El Ayuno intermitente es excelente para la salud mental.

Lo que es bueno para el cuerpo también puede serlo para la mente y el alma. En el caso del ayuno intermitente, se sabe que mejora la salud de nuestro cerebro a través de funciones metabólicas mejoradas. Esto incluye todo, desde un menor estrés oxidativo hasta una disminución de la inflamación, un menor nivel de azúcar en la sangre y resistencia a la insulina.

La investigación realizada en ratas ha revelado que el ayuno intermitente es conocido por estimular el crecimiento de nuevas células neuronales que pueden tener un impacto positivo en nuestras funciones cerebrales. El ayuno intermitente también aumenta el factor neurotrópico derivado del cerebro (BDNF), un tipo de hormona cerebral. La deficiencia de esta hormona en particular está estrechamente relacionada con condiciones mentales como la depresión. Una vez más, la investigación realizada en animales demostró el hecho de que el ayuno intermitente combate los daños cerebrales derivados de las apoplejías.

9. El Ayuno Intermitente puede ayudar a combatir el Mal de Alzheimer.

El Mal de Alzheimer es la enfermedad neurológica más extendida del planeta. No hay cura para esto, lo que significa que la prevención es la única opción para enfrentarla. La investigación realizada en ratas señala el hecho de que el ayuno intermitente retrasa el Mal de Alzheimer o disminuye su intensidad. Los estudios realizados en animales también indican que el ayuno ofrece protección contra otras enfermedades neurodegenerativas, como la enfermedad de Huntington y la enfermedad de Parkinson.

10. El ayuno intermitente aumenta su vida útil.

El ayuno intermitente puede ayudar a aumentar su vida útil en general y ayudarle a vivir más tiempo debido a su capacidad para prevenir la aparición de varias enfermedades que amenazan la vida, incluido el cáncer. La investigación realizada en ratas ha revelado que el ayuno intermitente prolonga nuestra vida útil de manera similar a la restricción calórica prolongada. En un estudio en particular, las ratas que se sometieron a un ayuno alterno cada día, sobrevivieron 83 por ciento más que las ratas que no fueron sometidas a ayuno.

Aunque se necesitarán más estudios para demostrar esto de manera concluyente con respecto a los humanos, el ayuno intermitente se ha vuelto cada vez más popular entre los adeptos a la pérdida de peso y antienvejecimiento. Dados sus efectos metabólicos y una variedad de marcadores de salud, el ayuno intermitente puede ayudar a una persona a vivir más tiempo.

11. Es un método más positivo para sentirse bien que otros planes de dieta.

A diferencia de las dietas de choque aleatorio, poco saludables y de moda, el ayuno intermitente rara vez le hace sentir con poca energía, deprimido o de mal humor. Se siente bien mientras se practica porque no hay límite a lo que puede y no puede comer. No hay fechas de inicio y finalización, a diferencia de otras dietas para perder peso. No tiene una duración fija y se puede practicar durante el tiempo que desee. De hecho, algunas personas lo han convertido en una parte integral de su estilo de vida. Siempre que usted esté cómodo y en buena forma física, puede seguir el ayuno intermitente siempre para perder peso, mantener la masa muscular y propósitos de salud. A diferencia de otras dietas basadas en la inanición, usted se verá y se sentirá mejor después de un ayuno intermitente.

En general, las personas que siguen regularmente el ayuno intermitente no se sienten agotadas ni cansadas siempre. Nuestros niveles de energía aumentan porque estamos comiendo de una manera más decidida y equilibrada. Otro aspecto del ayuno intermitente es que, en lugar de acercarse a comer como una tarea más que debe cumplir, se adquiere el hábito de comer de una manera más consciente y apreciativa. Si combina el ayuno con un aumento de la actividad física o un régimen de ejercicio regular, puede observar resultados de pérdida de peso aún más espléndidos, si ese es su objetivo principal para el ayuno.

En mi opinión, una de las mejores partes sobre el ayuno intermitente que atrae a mucha gente, es que no es tan desafiante o exigente como una dieta. Todos hemos visto un desplome en las dietas de resolución de año nuevo durante la primera semana de enero debido a la baja resolución y la difícil aplicación. Aunque los planes elegantes de pérdida de peso y las dietas saludables se ven bastante bien en un libro lleno de datos e imágenes, son difíciles de implementar en el mundo real, especialmente para las personas que llevan una vida ocupada. Los planes de dieta pueden ser difíciles de adaptar a su estilo de vida diario. A menos que sea una celebridad con 20 asistentes corriendo alrededor de usted y buscando su alimento, ¿en qué lugar del mundo obtendrá algún tipo de alimento raro que sea exactamente igual a sus especificaciones dietéticas? Los planes de dieta no son realmente factibles porque usted no tiene acceso a ciertos tipos de alimentos donde quiera que vaya, a menos que lleve su almuerzo ligero como un niño de escuela. Por lo tanto, no es conveniente mantener planes de dieta a largo plazo.

Por el contrario, el ayuno intermitente se puede incluir fácilmente en su vida cotidiana. El practicante del ayuno no tiene que atenerse a grupos de alimentos específicos o tipos de alimentos. Usted tiene la comodidad, la facilidad y la flexibilidad de comer cualquier cosa que esté fácilmente disponible, siempre y cuando el número total de calorías no sea alarmantemente alto. Existe una mayor flexibilidad acerca de cuándo desea ayunar y comer, según su estilo de vida y su horario diario. A diferencia de las dietas de moda, el ayuno intermitente no le deja agotado, enojado y hambriento. Hay poco estrés sobre qué comer y qué evitar.

Ahora no estoy sugiriendo que el ayuno intermitente sea la cosa más fácil en el planeta que usted realizará. Obviamente, llevará tiempo el que su cuerpo se adapte a los nuevos patrones de alimentación. Muchos de los nuevos practicantes experimentan "dolores de cabeza" cuando tratan de acostumbrar sus cuerpos a la idea de quedarse sin comer durante varias horas seguidas. Me encanta mi comida, y no podía imaginar la idea de estar sin ella durante muchas horas a la vez. Si me pidieras que siguiera el ayuno intermitente en mis días de juventud, me hubiera reído mucho. Pero aquí estoy hoy: feliz, radiante y disfrutando de los beneficios del ayuno intermitente. La razón por la que estoy compartiendo esto es para ofrecerle la esperanza de que no está solo. Habrá días en los que sentirá que no podrá seguir sin comer por un segundo más. Desarrolle un mecanismo de adaptación para tales días. A veces, está bien romper su resolución y comer un par de horas antes si se siente realmente débil y hambriento. No hay reglas establecidas y firmes con respecto a lo que puede y no puede hacer. El ayuno es para su cuerpo y para su beneficio. Si descubre que le hace más daño al cuerpo en lugar de ayudarlo, cambie la forma en que hace las cosas u opte por un plan de ayuno diferente. La conclusión es que debe sentirse maravilloso con respecto al ayuno al final del día.

Durante el ayuno intermitente, puede continuar comiendo los alimentos que consume normalmente siempre y cuando no coma muchos alimentos poco saludables con regularidad, y el número total de calorías no sea demasiado alto.

Quiero que haga una pequeña actividad de 5 a 10 minutos que le ayude a comprender la diferencia entre el ayuno intermitente y otros planes de dieta. Realice una búsqueda rápida en Google para conocer las dietas y las tendencias de pérdida de peso más recientes y populares de la temporada. En la mayoría de los casos, obtendrá una lista de dietas, cada una con su propia lista amplia sobre el tipo de alimentos que debe comer y evitar. Lo más probable es que cada una tenga una lista complicada, una variedad de libros de cocina y una lista rígida de cosas que debe y no debe seguir.

No hay recetas específicas ni libros caros de instrucciones de cocina para el ayuno. No tiene que trabajar con una lista de alimentos prohibidos y permitidos. Por supuesto, usted tendrá que seguir prácticas alimentarias inteligentes, sanas y conscientes, como la reducción de azúcar, evitar los alimentos endulzados artificialmente y las comidas envasadas para experimentar una pérdida de peso efectiva. No hay tipos especiales de alimentos o métodos de preparación de comidas involucrados. Si consume comidas balanceadas, bajas en calorías y nutritivas, al mismo tiempo que recorta la comida procesada y la comida chatarra, no hay una lista interminable de restricciones. Lo que más disfruto del ayuno intermitente es que se puede consumir todo con moderación.

Como muchas otras dietas y planes de comidas, el ayuno intermitente no está simplemente relacionado con la pérdida de peso. Es más profundo que eso. Se trata de crear patrones saludables de consumo de alimentos, regular sus hábitos alimenticios, desarrollar una mayor masa muscular y hacer alarde de un físico mejor construido o tonificado. Por supuesto, los objetivos de pérdida de peso están estrechamente relacionados con el ayuno intermitente. Sin embargo, en general, se trata de lograr sus objetivos de salud y pérdida de peso de una manera saludable, disciplinada, determinada y equilibrada.

12. El Ayuno Intermitente simplifica su estilo de vida.

Independientemente de lo orgulloso que esté de sus habilidades de cocina y de planificación de comidas, no se puede negar que cocinar es un proceso engorroso, tedioso y que consume tiempo. Crear un menú, planear comidas, preparar alimentos, envasar comidas y limpiar puede ser arduo si se hace todos los días. La vida puede ser mucho más simple (y lo digo por experiencia de primera mano) cuando se trata de comidas más ligeras y menos abundantes. Usted puede concentrarse en otras tareas que no sean planificar comidas y escoger ingredientes para 3-4 comidas al día.

Por ejemplo, supongamos que usted está en el plan de ayuno intermitente 16-8. Si se salta el almuerzo, todo lo que debe hacer es consumir un desayuno saludable antes de salir de casa o comenzar con sus tareas diarias. A esto puede seguirle un té o café sin calorías durante todo el día y planear una cena ligera y nutritiva. Está eliminando una comida completa del día, lo que significa menos planificación y cocina para simplificar su vida.

No solo eso, también terminará ahorrando mucho dinero saltándose algunas comidas. Coma menos cantidad de comidas, pero de mayor calidad en términos de nutrición y equilibrio. Ahorrará mucho tiempo, el cual habría gastado en cocinar, comprar comestibles y planificar las comidas: tiempo que se puede aprovechar mejor practicando algún tipo de ejercicio físico para complementar su ayuno y llevando un estilo de vida más disciplinado. ¡Los beneficios adicionales incluirán su apariencia radiante y los muchos cumplidos que recibirá!

13. El Ayuno establece una clara rutina de alimentación.

Sea honesto mientras responde esto, ¿cuántos de nosotros realmente comemos a una hora fija todos los días? Todos hemos sido culpables de estar demasiado ocupados con el trabajo y tomar un sándwich a las 3 p.m. o correr sin desayunar o escarbar en nuestro bocadillo favorito de medianoche cuando los ataques de hambre nos golpean. La verdad es que, a menos que sigamos un patrón de alimentación específico, probaremos siempre los límites de nuestro cuerpo hasta que decida ajustarse y se convierta en una serie de problemas de salud. Nos saltamos las comidas para cumplir con los plazos o nos quedamos sin comer durante horas mientras nos preparamos para esa presentación tan importante. Sabemos que no es saludable para nuestros cuerpos. Sin embargo, en algún momento u otro, todos hemos dañado nuestro cuerpo al no comer a una hora fija todos los días. El ayuno intermitente le permite establecer el consumo fijo de comidas y las horas de ayuno para agilizar el proceso de apegarse a un horario regular de comidas. Esto también es maravilloso desde la perspectiva de la salud y la pérdida de peso. Puede planificar su rutina y trabajar en ella cuando tenga más probabilidades de sentirse hambriento o saciado. Esto puede ser muy conveniente cuando se trata de programar sus actividades diarias. Una vez que sepa que estará ayunando en ciertos momentos, es más fácil reservar su período de ayuno para actividades menos extenuantes.

14. El Ayuno Intermitente es altamente beneficioso para los atletas.

A pesar de que hay extensas discusiones y debates acerca de los beneficios e inconvenientes del ayuno intermitente para los deportistas, no es tan descabellado decir que sus beneficios para los practicantes regulares también son aplicables a los atletas o personas involucradas en tareas físicas intensas.

Los deportistas que ayunan pueden dar fe de muchos de los beneficios del ayuno intermitente como el incremento de las hormonas de crecimiento, reducción de la inflamación, desintoxicación y una ingesta baja de calorías. El ayuno durante todo el día es reconocido por ser efectivo cuando se trata de recuperación de dolores y lesiones leves. Para los atletas que quieren controlar su peso, regular los niveles de grasa y mantener la masa muscular, el ayuno puede significar buenas noticias.

Aquí se presentan unos consejos para los deportistas que quieran maximizar los beneficios del ayuno intermitente para potenciar su rendimiento en el campo:

1. Opte por fases de alimentación más largas que los practicantes regulares, ya que puede requerir una mayor ingesta de calorías para recuperarse de la tensión, el entrenamiento físico y las lesiones. Reduzca las ventanas de ayuno a alrededor de 4-8 horas.

2. Evite reducir las calorías: Sí, el ayuno intermitente para adelgazar implica perder calorías. Sin embargo, cuando esté comiendo menos, es vital para el cuerpo mantener un conteo de calorías saludable para alcanzar sus objetivos de entrenamiento de fuerza, recuperación y actividad física intensa.

3. Consuma más proteínas, ya que le ayudará a controlar sus antojos de alimentos durante la ventana de ayuno. Sus antojos se reducirán y notará una mayor sensación de plenitud de saciedad. ¿Cómo sucede esto? Los aminoácidos en las proteínas le ayudan a mantenerse positivo, alerta y concentrado mientras se mantiene en el camino (literal y figurativamente).

4. Coma a la misma hora cada día: Evite seguir el ayuno intermitente espontáneo o errático comiendo y saltándose las comidas cuando lo desee. Puede funcionar para algunas personas, pero no es adecuado para atletas o personas que realizan actividades físicas de alta

intensidad. Establezca un horario regular de comidas para todos los días para equilibrar los niveles de cortisol y optimizar los ritmos para mejorar el rendimiento en el campo.

5. Evite el ayuno durante las competiciones y entrenamientos de alta intensidad: No se recomienda el ayuno para los atletas que se encuentran bajo un entrenamiento de alta intensidad, participan en competiciones de alta presión o se someten a un entrenamiento de volumen. Privar a su cuerpo de las calorías necesarias para cumplir con los requisitos nutricionales y de reposición durante su desempeño no es una buena idea.

6. Restrinja el consumo de cafeína. Aunque está bien comenzar su día con un poco de café para sobrevivir a los antojos de alimentos hasta la hora del almuerzo, es una buena idea tomar un sorbo cada vez que experimente retortijones por hambre. El consumo excesivo de café puede provocar un desequilibrio en los niveles de cortisol de su cerebro, lo que lo hace sentir más estresado y agotado mentalmente.

7. Los expertos e investigadores del ayuno recomiendan que los atletas se apeguen a los entrenamientos de baja intensidad, como cardio, mientras se encuentran en su ventana de ayuno. Por otro lado, los entrenamientos de alta intensidad o el entrenamiento de resistencia deben reservarse para las fases o los días de alimentación.

8. Tenga en cuenta que el ayuno hace que el proceso de construcción de los músculos mediante el entrenamiento de resistencia y la pérdida de peso resultante sean más difíciles a largo plazo. Esto se debe al hecho de que quemar proteínas tiene un efecto directo en la fuerza muscular y ralentiza el metabolismo durante un período de tiempo. Sin embargo, si practica el ayuno intermitente, no hará cambios dramáticos en su patrón de alimentación, especialmente si su cuerpo no está acostumbrado al ayuno. Siga cualquier plan de ayuno intermitente solo después de realizar una investigación adecuada (de acuerdo con las necesidades de su cuerpo y sus objetivos de ayuno), apéguese a una dieta bien planificada, rica en

nutrición y equilibrada, y consulte a un médico. Tenga en cuenta sus necesidades fisiológicas y psicológicas antes de elegir un plan de ayuno.

Desventajas del Ayuno Intermitente.

Si bien el ayuno intermitente tiene varios beneficios, al igual que cualquier otro plan de alimentación o dieta, también viene con su cuota de deficiencias. En general, puede haber más ventajas que desventajas, pero todavía es importante exponer los puntos negativos para tomar decisiones más informadas. A continuación, le ofrecemos un vistazo rápido de algunas de las desventajas del ayuno intermitente:

El Ayuno Intermitente puede conducir a desórdenes alimenticios.

Esto puede suceder cuando es practicado sin moderación en formas no sanas y extremas. El ayuno intermitente puede causar trastornos de la alimentación como atracones y purgas. Del mismo modo, puede llevar a comer en exceso o a la anorexia, lo que a su vez puede causar con el tiempo un montón de otros problemas psicológicos, como sentimientos de culpa o vergüenza. No ayune por razones poco saludables ni lo lleve a niveles extremos. Asegúrese de que esté comiendo comidas bien balanceadas y nutritivas durante su fase de alimentación. Evite obsesionarse con la ingesta de calorías y, en cambio, concéntrese en hacer elecciones de alimentos más inteligentes.

Todos los tipos de ayunos, intermitentes o de otro tipo, mejor deben ser evitados en personas con antecedentes de trastornos alimenticios o patrones de alimentación impulsados por las emociones. Puede desencadenar la condición nuevamente y aumentar los problemas psicológicos ya existentes. Si actualmente está en un estado mental más negativo o está estresado/perturbado psicológicamente, es posible que no sea el mejor momento para ayunar. Espere hasta que esté en un estado mental más positivo para comenzar con su plan de ayuno intermitente. El ayuno durante un período de estrés psicológico puede provocar mayores desequilibrios hormonales y terminar empeorando su condición.

Obsesión enfermiza con la comida.

Vamos a suponer que usted ha estado ayunando durante 10 horas a lo largo del día, y un amigo acaba de abrir una deliciosa caja de comida para llevar. ¿Cuál es su reacción? El ayuno puede aumentar su obsesión con los alimentos y con la idea de comer su próxima comida. El enfoque a menudo cambia de todas las otras actividades hacia cuando terminen sus horas de ayuno. La tendencia a mirar el reloj y esperar la próxima comida puede interferir con sus actividades diarias si lo convierte en una obsesión poco saludable. Si el ayuno gobierna todas sus otras actividades y disminuye su productividad, puede que no sea tan beneficioso después de todo. No deje que la comida ocupe el centro del escenario mientras que todas las demás actividades se colocan en un segundo plano. Realice elecciones inteligentes de alimentos, siga los consejos de supervivencia mencionados en este libro y, lo más importante, no se muera de hambre. Todo esto puede crear una obsesión enfermiza con el ayuno.

Excesiva dependencia de la cafeína.

Si piensa funcionar sin comida durante 15-16 horas por día, necesitará té o café para controlar los retortijones por el hambre y los antojos de alimentos. Esto conducirá a un aumento en el consumo de cafeína durante un período de tiempo, especialmente durante la ventana de ayuno. Muchos profesionales tienden a usar el café o el té como una solución rápida para mantenerse con energía durante la fase de ayuno. Puede ser la única forma en que algunas personas puedan sobrevivir sin comer durante períodos prolongados. Sin embargo, este aumento en el consumo de cafeína puede tener muchas repercusiones: las más notables son la perturbación de los patrones de sueño, ansiedad, estrés, cambios de humor y depresión.

La cafeína es conocida por aumentar los niveles de cortisol del cuerpo (las hormonas que causan el estrés de nuestro cuerpo). Incluso un pequeño aumento en nuestros niveles de cortisol puede hacer que nuestro nivel de azúcar en la sangre se dispare y aumente la resistencia a la insulina. Por lo tanto, no es una buena idea volverse adicto a la cafeína como un efecto secundario de su plan de ayuno intermitente.

El ayuno puede causar intolerancia a la comida.

El ayuno puede dejar a una persona física y mentalmente agotada. Esto puede provocar atracones durante la fase de comer. Una vez que usted acumula calorías después de una larga brecha, sus calorías, así como el azúcar, aumentan y caen, creando así una sensación de hambre y antojos de alimentos más prominentes. Si su primera comida post-ayuno consiste en alimentos más reactivos en mayores cantidades, puede causar intolerancia masiva a los alimentos provocando afecciones como la inflamación. Esto, a su vez, puede aumentar el riesgo de diabetes tipo 1. También se sabe que la inflamación es una de las causas más comunes del aumento de peso en los Estados Unidos de América.

Desnutrición.

Cualquier tipo de ayuno viene con los peligros de la desnutrición. Puede haber una buena probabilidad de que no esté cumpliendo con los requisitos nutricionales de su cuerpo al no consumir el tipo correcto de alimento. El ayuno intermitente abarca la reducción de la ingesta de comidas y del consumo de calorías, lo que significa que, si no toma decisiones inteligentes de alimentación, podría terminar comiendo comidas con bajo contenido nutritivo. Esto puede provocar presión arterial baja, náuseas y sequedad en la boca. Dado que el consumo de calorías de nuestro cuerpo se ha reducido, este se sumerge automáticamente en el modo de supervivencia, reduciendo así el metabolismo general de nuestro cuerpo, disminuyendo los niveles de energía y la resistencia general para realizar actividades físicas. Puede llevar a un sentimiento perpetuo de agotamiento y estrés, que a su vez puede impactar su vida personal y profesional.

El Ayuno puede incrementar el estrés.

El ayuno mantiene las hormonas de estrés de cortisol de nuestro cuerpo bajo control, centrándose en las suprarrenales activas existentes. La investigación ha sugerido que el ayuno durante 48 horas seguidas aumenta nuestros niveles de cortisol, lo que nos lleva a la idea de que el ayuno intermitente (especialmente durante un período prolongado) puede provocar un aumento del estrés y una sensación general de cansancio mental. Incluso si no se somete a un ayuno por mucho tiempo, pero tiene un historial de fatiga o afecciones relacionadas con el estrés, como depresión o ansiedad, el ayuno puede terminar empeorándolo.

Preguntas Frecuentes acerca del ayuno intermitente

P. ¿El ayuno intermitente es apto para las mujeres?

Frecuentemente me han preguntado si el ayuno intermitente es adecuado para las mujeres. Hay evidencia que apunta a la idea de que puede no ser tan ventajoso para las mujeres como lo es para los hombres.

Por ejemplo, un estudio indicó que el ayuno intermitente aumentaba la sensibilidad a la insulina cerebral en los hombres, aunque reducía la regulación del azúcar en la sangre en las mujeres. Aunque no hay acceso a estudios en humanos con respecto a esto, la investigación de ratas hembra ha revelado que el ayuno las hace más infértiles y conduce a la perdida de ciclos menstruales. Hay varios informes no confirmados que sugieren que el ayuno intermitente interfiere con el ciclo menstrual de una mujer, y que los ciclos normales se reanudarán solo cuando se detiene el ayuno.

Precisamente por estas razones, las mujeres deben tener precaución mientras realizan un ayuno intermitente. Esto no quiere decir que no deban ayunar o que el ayuno intermitente es absolutamente insano para las mujeres. Solo sugiere que deben ser más cuidadosas, leer sobre los efectos del ayuno y consultar a un médico para tomar decisiones más informadas. Siga algunas pautas, como detener el ayuno intermitente de inmediato en caso de problemas como la amenorrea o la pérdida de menstruación. Para las mujeres que están lidiando con problemas de fertilidad, es mejor evitar el ayuno intermitente por el momento. El ayuno intermitente también es una mala idea para las mujeres embarazadas y lactantes. Nuevamente, las mujeres con antecedentes de trastornos de la alimentación, depresión, problemas emocionales y enfermedades psicológicas deben mantenerse alejadas del ayuno. Además, el ayuno intermitente puede ser una mala noticia para las mujeres con bajo peso.

Hay mucha discusión sobre las consecuencias del ayuno intermitente en el cuerpo femenino. Si bien algunos expertos opinan que el ayuno tiene un impacto directo en la fertilidad de la mujer, en realidad no hay evidencia concreta que lo respalde. Se requiere más investigación en humanos para arrojar luz sobre el tema. Tenga en cuenta que todo lo que se haga en los extremos no es bueno para su salud, lo que también es válido para el ayuno intermitente. No se recomienda el ayuno durante más de 24 horas, ya que puede causar efectos secundarios perjudiciales. El ayuno intermitente también puede provocar desequilibrios hormonales al tiempo que afecta la capacidad del cuerpo para concebir.

Idealmente, las mujeres no deberían entrar en ayuno prolongado. Trate de practicar el ayuno intermitente durante períodos más cortos para evitar causar estragos en sus hormonas. Una cierta cantidad de cambio metabólico no debe activar sus alarmas. Puede que no afecte su ciclo menstrual a largo plazo. Una mujer sana promedio puede no experimentar ningún efecto secundario visible en lo que respecta a la menstruación, a menos que lo esté haciendo en exceso o ayunando más allá de los límites regularmente posibles. Evite morirse de hambre durante períodos prolongados o consumir comidas poco saludables durante su período de comidas y estará bien.

Los expertos en ayuno intermitente no recomiendan el ayuno cuando se está estresado o en un estado emocional desequilibrado, ya que puede causar más problemas o agravar la condición psicológica, lo que puede aumentar los desequilibrios hormonales. Puede ser una instancia de ayuno en circunstancias no tan favorables, lo que conduce a varios efectos secundarios que pueden no ocurrir en circunstancias normales. No hay evidencia clara para vincular directamente el ayuno intermitente con la fertilidad y los problemas menstruales. Asegúrese de no hacer ayuno durante más de 24 horas.

Si está ayunando durante más de 24 horas, evite hacerlo más de dos veces por semana. De manera similar, también puede comenzar practicando el plan de ayuno intermitente 16-8, es mucho más fácil y factible. Según algunos estudios, las mujeres ven mejores resultados al ayunar durante períodos más cortos que los hombres.

Sin embargo, mirando el panorama general, se sabe que el ayuno intermitente es más beneficioso para los hombres, aunque las mujeres pueden hacerlo siguiendo las pautas de salud y seguridad.

P. ¿El ayuno intermitente conduce a un estado de inanición?

Todos hemos visitado tiendas por departamento de lujo que venden, entre una variedad de otros artículos, ropa, calzado y accesorios. Examinemos el concepto de ayuno intermitente y lo que este hace al cuerpo basado en esta analogía ampliamente entendida. Cuando usted visita una tienda por departamentos, hay una variedad de productos en exhibición en un estante para que los compradores compren.

Sin embargo, también hay otro inventario en algún lugar del almacén o depósito que está en fila para ir a los estantes una vez que los artículos en los estantes se hayan vendido. Hay un número limitado de productos que se pueden mostrar en los anaqueles o estantes. La mercancía adicional, por lo tanto, tiene que ser almacenada en otro lugar en un almacén. Siempre hay nuevas cosas que se agregan al inventario del producto, llenando así el almacén. Las nuevas colecciones de temporada siempre están llegando al almacén. Ahora, las cosas en los estantes también se venden rápidamente. De repente, la tienda decide no incluir ningún inventario nuevo debido a decisiones comerciales. ¿Usted cree que entrará a la tienda para encontrar anaqueles y estantes vacíos? ¡De ninguna manera! Habrá toneladas de mercaderías aún esperando ser recogidas. Hay muchas cosas aún por vender en el almacén, ¿no es así? Incluso cuando la tienda ha decidido detener su proceso de abastecimiento de nuevos productos o agregar al inventario de productos, hay toneladas de productos almacenados en el almacén, a la espera de ser vendidos. En lugar de mantener los anaqueles y los estantes vacíos, los productos en el almacén se colocarán rápidamente en los estantes.

Ahora use una lógica exacta cuando se trata del cuerpo. La glucosa es el proveedor básico de energía a corto plazo de su cuerpo (piense en los productos en los estantes o en los anaqueles), mientras que la grasa es el proveedor de energía a largo plazo (piense en el inventario que está almacenado en el almacén). La grasa no se utilizará ni se quemará cuando el cuerpo contenga glucosa para alimentar su energía, al igual que el inventario del almacén no se colocará en los estantes hasta que el inventario en los estantes no se haya vendido.

Cuando los recursos de glucosa están inmediatamente disponibles para el cuerpo, los utilizará y no tocará la grasa. ¿Qué sucede cuando al cuerpo no le queda glucosa para su uso posterior? No se muere de hambre, como los anaqueles y estantes de la tienda no se dejan vacíos. Todavía hay un suministro constante de grasa que espera ser quemada para cumplir con los requisitos de energía del cuerpo. El cuerpo circula acumulando grasa almacenada, que se utilizará para obtener energía cuando la glucosa no esté disponible para el cuerpo. Esto significa que el cuerpo rara vez se muere de hambre a menos que usted ayune durante un tiempo realmente largo. Nuestro cuerpo está conectado para la identificación intuitiva y la adaptación a diversos recursos energéticos en ausencia de glucosa. La energía grasa o los artículos almacenados en el almacén se liberan cuando la cuota de glucosa se agota por completo.

P. ¿Está permitido el consumo de bebidas y/o jugos durante el ayuno intermitente?

Esta es otra pregunta que se plantean frecuentemente las personas que desean probar el ayuno intermitente. Se preocupan por la forma en que podrán sostener la fase de ayuno y si pueden seguir adelante con los jugos y las bebidas.

La respuesta es que se puede consumir café sin calorías, té verde y agua durante la fase de ayuno para controlar los retortijones por hambre. El agua con gas es otra buena opción para aquellos que buscan bebidas sin calorías. A veces, las bebidas bajas en calorías también están bien, aunque usted debe evitar los lujosos servicios de la cafetería, como la crema, los edulcorantes artificiales y el chocolate. Solo se cargará de calorías innecesarias. Incluso cuando vaya a reuniones sociales o de fiesta, le ayudará el hacer y llevar sus propias bebidas en lugar de depender de máquinas expendedoras y cafés. Evite los edulcorantes artificiales llenos de calorías y lácteos.

Además, los jugos no están completamente libres de calorías y generalmente no son recomendables durante la fase de ayuno, aunque son una buena opción para romper el ayuno. Todo se reduce a sus objetivos individuales para el ayuno. Si está ayunando para perder peso, es posible que desee tomar solo bebidas con cero calorías. Sin embargo, a algunas personas también les gusta consumir bebidas bajas en calorías para ayudarlas a mantenerse durante el período de ayuno. ¡Lo que sea que le provoque siempre y cuando no se exceda y se adhiera al marco general de ayuno intermitente!

Si sigue un ayuno de 24 horas, puede haber algunos antojos dulces, especialmente si no puede hacer sus postres. No solo necesita nutrición, sino también una determinación de avanzar en esta fase. En tal escenario, opte por jugos de frutas y verduras frescos caseros.

Lo ideal es que estén libres de edulcorantes artificiales y conservantes añadidos. Tómelos sin azúcar para permitirle al cuerpo algo de alimento, sustento y una sensación de satisfacción para los dulces antojos.

Además, continúe tomando agua en cantidades ilimitadas durante la fase de ayuno para mantener su cuerpo suficientemente hidratado durante la fase de ayuno. Quedarse sin agua por mucho tiempo puede ser aún más dañino cuando está en ayunas porque su cuerpo no ingiere agua de otras sustancias alimenticias. Ayudará a prevenir enfermedades como la inflamación cerebral, la insolación y el mal funcionamiento de los riñones.

También recomiendo infusión de agua durante la fase de ayuno. Solo vierta el agua en un vaso y agréguele una pizca de lima. Incluirá un sabor a ponche en su bebida y también ayudará a limpiar o desintoxicar su cuerpo. El agua de limón es refrescante, especialmente si se siente deshidratado o con poca energía. También puede tomar caldo de vegetales después de que termine de hervir sus vegetales. Solo agregue un poco de sal y pimienta y listo. Es delicioso, sano y fácil de digerir. Estas son formas creativas de tomar agua cuando se vuelve demasiado aburrida. Estas bebidas ligeras, fáciles y refrescantes pueden ayudar a mantener a raya el hambre durante su fase de ayuno. Agregue sabores y elementos naturales para hacer que sus líquidos sean más interesantes.

P. ¿En promedio, cuántas calorías debe consumir una persona mientras sigue el plan de ayuno intermitente?

La respuesta es que depende de sus objetivos únicos e individuales para el ayuno. ¿Cuáles son sus objetivos de ayuno? Si la pérdida de peso es el objetivo fundamental, ¿cuántas libras quiere bajar? ¿Cómo es el metabolismo de su cuerpo? No hay un consumo de calorías prescritas en el ayuno intermitente a menos que esté optando específicamente por una variante a base de calorías del ayuno intermitente, donde se espera que limite sus comidas a un número estipulado de calorías. Aparte de eso, si está optando por un plan de ayuno intermitente regular como el tipo 16-8, no hay especificaciones de ingesta de calorías. Sin embargo, como regla general, mantenga su ingesta de calorías entre 1000 y 2000 calorías por día, más aún si está ayunando con el objetivo de perder peso.

En lugar de obsesionarse con su ingesta de calorías, sugeriría enfocarse en comer comidas equilibradas, saludables y nutritivas. Consuma todo con moderación para mantener un estilo de vida activo y saludable. Regule sus hábitos alimenticios para cumplir los objetivos de pérdida de peso a través del ayuno intermitente. Reducir la ingesta de calorías es solo uno de los componentes del plan. Hay varias otras cosas como hacer ejercicio o llevar un estilo de vida más activo físicamente. No se convierta en un manojo de nervios contando calorías antes de cada comida. En su lugar, concéntrese en reducir su consumo de azúcar y alimentos procesados. Elija alimentos más saludables al optar por alimentos frescos, enteros y altos en fibra.

Diga adiós a los productos alimenticios endulzados, procesados y enlatados artificialmente. Una vez más, en general, evite el consumo de bebidas gaseosas. Conozco a personas que siguen planes de dieta erráticos e inflexibles y privan por completo a sus cuerpos de calorías, lo cual no es la mejor manera de hacerlo. La privación repentina de calorías puede no ser saludable para el cuerpo. Solo aumentará sus antojos de alimentos y conducirá a efectos fisiológicos poco saludables a largo plazo. En lugar de obsesionarse con reducir la ingesta de calorías, concéntrese en consumir comidas altas en fibra y ricas en proteínas. Manténgase alejado de los carbohidratos dañinos y las grasas malas para alcanzar su pérdida de peso y otros objetivos del ayuno intermitentes.

P. ¿El ayuno intermitente disminuye la tasa de metabolismo del cuerpo?

Esto no es verdad y se origina desde el punto de vista de que comer afecta directamente nuestro metabolismo. Comer no afecta directamente la tasa metabólica de nuestro cuerpo. Influye a través de un proceso conocido como alimentación térmica. El cuerpo humano está gastando perpetuamente energía con el propósito de realizar varias funciones, como la digestión y la absorción de alimentos. Esta es la única conexión utilizada para concluir que, al no consumir alimentos, estamos afectando o desacelerando la tasa metabólica de nuestro cuerpo. Es una noción equivocada de que comer comidas ligeras a menudo aumenta los niveles de metabolismo del cuerpo.

El efecto térmico de nuestro cuerpo está determinado por el consumo general de energía y no por nuestra frecuencia de consumo de alimentos o los intervalos de descomposición de las calorías consumidas del cuerpo. Puede comer una o veinticinco veces al día y aún ingerir la misma cantidad de calorías según lo que esté comiendo. Puede comer una sola comida de 1200 calorías o dividirla en seis comidas de 200 calorías. En pocas palabras: el consumo total de calorías sigue siendo el mismo. El metabolismo general del cuerpo no se ve afectado si elimina su alimentación durante un período determinado en lugar de consumir todas las calorías a la vez.

P. ¿Se puede tomar algún suplemento para simplificar el proceso del ayuno?

Al igual que con otros planes de pérdida de peso y dieta, se pueden tomar suplementos nutricionales mientras sigue el plan de ayuno intermitente. Sin embargo, asegúrese de consultar a un médico, nutricionista certificado o dietista antes de optar por suplementos nutricionales para complementar su plan de ayuno intermitente. Independientemente de su objetivo, debe asegurarse de que las necesidades nutricionales de su cuerpo se satisfacen de manera equilibrada y saludable. Es posible que desee considerar tomar un suplemento multivitamínico diariamente. Los suplementos de aceite de pescado también se pueden considerar. Luego están los aminoácidos y los suplementos de vitamina D, que son bastante comunes en los practicantes de ayuno intermitentes.

Si también planea seguir un régimen de ejercicios, los aminoácidos pueden ser una buena opción. Después de consultar con un nutricionista o médico, pueden consumirse antes y después de su entrenamiento para facilitar el aumento de energía del cuerpo y el proceso de reducción de la masa muscular. También se cree que las personas que sufren de estados de ánimo fluctuantes y otras afecciones psicológicas como la depresión, el trastorno bipolar y el trastorno obsesivo-compulsivo usan suplementos de BCAA para combatir un sentimiento general de malhumor, desesperanza y depresión durante el período de ayuno.

Principales errores que la gente comete mientras practica el ayuno intermitente

Entonces, usted ha visto que su sitio viral favorito presenta este método de ayuno que actualmente es una furia entre el grupo de Hollywood y no muestra signos de disminuir en el medidor de popularidad y decidió subirse al carro para disfrutar de su pérdida de peso y otros beneficios para la salud. Bueno, como mencioné antes, es beneficioso solo si lo hace bien. Hay muchas personas que se lanzan a él sin consultar a los profesionales de la salud o saber qué es lo mejor para ellos. Su mejor amigo puede haber bajado 20 libras, y su tío puede haber regulado sus niveles de azúcar en la sangre a través de un ayuno intermitente. Sin embargo, cuando usted lo intenta, obtiene cero resultados. Aquí se presenta una recopilación de algunos de los errores más comunes y más grandes que cometen las personas cuando siguen un régimen de ayuno intermitente:

1. Va a una velocidad vertiginosa amigo.

Espérese y vaya con tranquilidad. La mayor razón para el fracaso de la mayoría de las dietas es que son bastante distantes de nuestras rutinas habituales de alimentación o consumo de alimentos. Se siente casi imposible mantenerlos a largo plazo. Lanzarse a un duro ayuno de 24 horas no funcionará si está acostumbrado a comer comidas pequeñas cada dos horas. Comience con un ayuno de 12 a 12 para principiantes más práctico, donde estará comiendo durante 12 horas y ayunando durante las 12 horas restantes. Esto es más práctico porque se acerca más a lo que ya ha estado siguiendo hasta ahora. Puede ser más sostenible a largo plazo. Cuando se sienta más cómodo, aumente gradualmente la duración del ayuno.

Nuestros cuerpos no están acostumbrados a comer erráticamente (a menos que usted no tenga horarios fijos de comidas) o a estar sin comer durante largos períodos de tiempo. Si lo hace demasiado rápido, lo dejará y lo romperá. Usted no querrá enviar un shock a su cuerpo tan pronto como comience, y luego terminar el ayuno antes de que pueda decir ayuno intermitente. No es así como debería funcionar. Si desea mantenerse con su plan de ayuno intermitente, a la larga, sea lento y constante. Dé un paso a la vez para ver cómo reacciona su cuerpo. Dele a su cuerpo el tiempo para acostumbrarse a estar sin comer por más tiempo del que está acostumbrado actualmente. Eventualmente, llegará y responderá favorablemente al plan de ayuno. Se sentirá mucho más positivo, saludable y enérgico cuando tome pasos graduales mientras sigue el ayuno.

2. Seleccionar un plan que no corresponde a su estilo de vida.

Sue, a cinco cuadras de distancia, puede haber perdido 15 libras y se ve asombrosa al seguir el método de ayuno intermitente 8-16. Sin embargo, esto no significa que el plan también funcione automáticamente para usted. Su estilo de vida puede ser diferente al de Sue, lo que significa que debe elegir un plan de dieta que sea apropiado para su estilo de vida único.

Tenga en cuenta su régimen de actividad física, su vida profesional, sus responsabilidades domésticas y mucho más antes de elegir el plan más adecuado para usted. No opte por una dieta que no coincida, lo cual será un plan infernal. Por ejemplo, no tiene sentido comenzar a ayunar a las 7 p.m. si usted es un pájaro nocturno. Del mismo modo, los ninjas del gimnasio deben evitar los métodos de ayuno que limitan considerablemente su ingesta de calorías si están siguiendo una rutina de ejercicios pesados. Entrelace su plan de dieta impecablemente dentro de su estilo de vida para lograr mejores resultados.

3. Comer demasiado durante la ventana de comida.

Ahora, ¿cuál es el punto de consumir el doble de calorías durante su ventana de alimentación para compensar las fases de ayuno? El truco es no morirse tanto de hambre que en el momento en que el reloj marca su hora de comer, usted come de más. Si no puede estar sin comer por períodos prolongados, no elija un régimen altamente restrictivo.

De acuerdo con los estudios, las dietas restrictivas a menudo fallan porque tendemos a sufrir hambre física y emocional, y cuando se nos permite comer, salimos y acaparamos todo. Mantenga una dieta menos rigurosa si no puede mantener dietas cada vez más restrictivas a largo plazo.

4. No comer bien durante la fase de alimentación.

No comer suficientemente es lo opuesto al tercer punto. También puede ser un factor que contribuya al aumento de peso. Además de posicionarse para el rebote como se mencionó anteriormente, no consumir suficiente comida durante la fase de alimentación canibaliza nuestra masa muscular y hace que la tasa de metabolismo del cuerpo se reduzca. Sin la masa muscular, se puede sabotear la capacidad de su cuerpo para almacenar (olvidarse de perder) la grasa en el futuro.

La parte difícil acerca del ayuno intermitente es que usted tiende a comer de acuerdo con reglas arbitrarias en lugar de escuchar las señales naturales de su cuerpo. Es difícil entender las necesidades reales de su cuerpo. No haga nada que haga que su cuerpo se sienta incómodo o antinatural, y siempre consulte a un dietista registrado para cubrir sus necesidades de nutrición y seguridad.

5. Tratar de hacer demasiadas cosas al mismo tiempo.

Sí, Usted cree que posee la fuerza y el poder de todos los superhéroes juntos, lo que le hace comer menos, ayunar y entrenar excesivamente. Si ha pasado varios días sin comer bien o evitando una rutina de ejercicio regular, no intente tragar más de lo que puede masticar, literalmente, desde el principio. Sumérjase en un régimen de ayuno y entrene lentamente. Evite empezar entrenando cinco veces a la semana o el ayuno diario. Será demasiado para que usted lo aguante. El resultado puede ser la fatiga suprarrenal. Si bien nuestro cuerpo está habituado a algún tipo de estrés, estirarlo para poner a prueba sus límites es demasiado.

6. Mayor obsesión con la ventana de alimentación y el tiempo de comer del ayuno.

Es posible que haya aterrizado directamente del ejército, pero no hay razón para estar obsesionado con las ventanas de alimentación y el momento de comer del ayuno. Alinee su cuerpo y aprenda a identificar el hambre real que ataca cada 15-24 horas y no cada dos horas. Permita que su cuerpo y no el reloj determinen cuándo debe comer. Si siempre está mirando el reloj, no está haciendo nada más que contar las horas para poder atacar la comida con gusto. Aprenda a responder a las señales de su cuerpo.

Por ejemplo, supongamos que está optando por el día de las 2 comidas y decide perderse el desayuno o la cena, y planea extender su ayuno nocturno a alrededor de 16 horas. No se obsesione con la duración del tiempo. En cambio, si opta por omitir el desayuno, coma cuando sienta hambre. Escuche su cuerpo y personalice o adapte su ayuno de acuerdo a las necesidades únicas de su cuerpo en lugar de simplemente estar pendiente del reloj hasta el té.

Escuchar las señales de su cuerpo puede ofrecerle resultados más efectivos que apegarse rígidamente a las ventanas de alimentación y ayuno. Mientras siga el marco y los principios básicos del ayuno, está bien modificarlo un poco aquí y allá. Recuerde que no está haciendo ningún cambio importante. En su lugar, está respondiendo a las necesidades de su cuerpo y alineando sus hábitos con su sistema único.

No sacrifique lo que come por su búsqueda obsesiva con el "cuándo". El ayuno intermitente como tal es una dieta centrada en el tiempo. La mayoría de las dietas tienen reglas explícitas sobre lo que puede y no puede consumir. Sin embargo, el ayuno intermitente no le dice lo que puede o no puede comer durante sus fases de alimentación. No use esas excusas para comer papas fritas, merengadas pecaminosas y pizza cargada con doble de queso. El ayuno no hace milagros. Provoca pequeños cambios metabólicos en el cuerpo. Sin embargo, su impacto fundamental en la pérdida de peso se basa considerablemente en la restricción del número de horas de alimentación para reducir las oportunidades de consumo de calorías. Está reduciendo sus horas de comer porque desea disminuir la cantidad de calorías consumidas por día. Si acumula calorías durante su ventana de alimentación, el principio fundamental detrás del ayuno se echará por tierra.

No haga que el ayuno intermitente sea una razón para comer basura. Puede ser un método altamente efectivo para controlar su peso y su salud en general. Sin embargo, no cancela el efecto de consumir alimentos procesados, ricos en grasa y ricos en azúcar. Es aún más importante proporcionar una nutrición adecuada a su cuerpo cuando está en ayunas. Por lo tanto, apéguese a los alimentos integrales, que son altos en valor nutritivo. Cuando nuestros cuerpos están en estado de ayuno, significa que somos cada vez más sensibles a los alimentos que consumimos. Esto es maravilloso si usted se limita a una comida llena de nutrientes. Si no está nutriendo su cuerpo con nutrientes ricos, su cuerpo mantendrá ansias de alimento, lo que invariablemente conducirá a frecuentes retortijones de hambre (algo que realmente no desea durante su fase de ayuno).

Inmediatamente, puede deshacer el efecto de todo su duro trabajo al optar por comer los tipos incorrectos de alimentos. Conozco a algunas personas que operan con la creencia de que la ventana de alimentación es su momento de darse un capricho por haber sobrevivido mucho tiempo sin comer. No funciona así desafortunadamente. En lugar de ver sus horas para comer y festejar, véalo como el momento de llenarse con alimentos ricos en nutrientes. Asegúrese de que cada comida que consume contenga un alto contenido de fibra, grasas saludables y proteínas. Estos alimentos de alta nutrición le permitirán mantenerse durante toda la ventana de ayuno. Hay trucos para hacerlo bien, y he compartido casi todos ellos aquí.

7. No tomar suficiente agua.

Sé que muchos de ustedes no creen que esto sea un gran problema. Sin embargo, cuando su cuerpo está en estado de ayuno, comienza a descomponer los componentes dañados y destruidos y desintoxica nuestro cuerpo. Es vital que las toxinas dañinas se eliminen de nuestro cuerpo, por lo que beber un mínimo de 4-5 litros de agua al día debe ser una necesidad. Uno de los mejores consejos para sentirse lleno durante la ventana de ayuno es seguir bebiendo agua con gas. Le ayuda a sentir una sensación de plenitud incluso con el estómago vacío, lo que le permite mantener el ayuno durante su período estipulado.

Recuerde, su régimen de ayuno intermitente le impide consumir alimentos, no agua. Debería beber tanta agua como pueda. Esto se vuelve aún más importante porque a su cuerpo le falta hidratación derivada de frutas y verduras frescas. La deshidratación puede provocar varias dolencias y molestias que causan afecciones como dolores de cabeza, retortijones de hambre, calambres, etc. Asegúrese de que siempre esté bebiendo agua durante los ayunos. No hay excusas.

Capítulo Cuatro: Ayuno en días Alternos y Extendido

Ayuno en días Alternos.

El ayuno en días alternos no es más que un tipo de ayuno intermitente. Con este plan de comidas, usted ayuna cada dos días. Sin embargo, no hay restricciones sobre lo que puede consumir en días sin ayuno. La versión más extendida del ayuno en días alternos comprende el "ayuno modificado", en el que se limita la ingesta de calorías a 500 calorías/día en los días de ayuno. El ayuno alternativo es otro método poderoso de ayuno conocido por poseer muchos beneficios para la salud, como un menor riesgo de enfermedades del corazón y diabetes tipo 2.

¿Quiere saber más sobre el ayuno en días alternos? Aquí está la información detallada y privilegiada que está buscando.

Como es evidente por su nombre, el ayuno alternativo consiste en cambiar el consumo de comidas regulares un día y consumir el 25 por ciento de calorías al día siguiente. Existen varias versiones de ayuno alternativo, aunque este es uno de los métodos más comunes. En sus días de comer, usted come comidas regulares, mientras que, en el día de ayuno, su consumo de calorías se reduce al 25 por ciento de las calorías añadidas durante su día de comidas.

En los días de ayuno, las comidas suelen incluir almidón, alto contenido de fibra, alimentos sin azúcar y grasas buenas. Evite los alimentos procesados artificialmente y la comida rápida. Restrinja su consumo de calorías durante los días de ayuno también. Si la pérdida de peso es su principal objetivo para practicar el ayuno alternativo, mantenga su ingesta de calorías por debajo de 1000 calorías por día durante los días sin ayuno y 250 calorías en los días de ayuno alternativo. Evite ceder a la tentación de la indulgencia excesiva durante los días de comer.

Para perder peso, tendrá que comer con moderación todos los días. Si restringe su ingesta de calorías en los días sin ayuno, comerá menos incluso en los días de ayuno, lo que le ayudará a perder peso mucho más rápido con el ayuno intermitente. El ayuno alternativo es conocido como uno de los mejores métodos de ayuno desde el punto de vista de reducir el consumo de calorías y perder peso. Puede que no sea el mejor plan para las personas que llevan una vida más agitada, ya que el cambio entre el ayuno y la comida puede no ser adecuado para las personas que llevan una vida estresante.

La base del ayuno en días alternos es que usted ayuna un día y consume comidas regulares al día siguiente. De esta manera, en lugar de limitar o restringir lo que quiere comer todo el tiempo, solo está limitando su tiempo para comer a la mitad. En los días de ayuno, puede consumir cantidades ilimitadas de bebidas sin calorías, como agua, té sin azúcar y café. Aquellos que siguen un plan de ayuno en días alternos modificado pueden consumir aproximadamente 500 calorías en sus días de ayuno o satisfacer aproximadamente el 20-25% de las necesidades energéticas de su cuerpo. La "Dieta para todos los demás días" de la Dra. Krista Varady es probablemente la versión más popular del plan de ayuno en días alternos.

Este tipo de ayuno puede ofrecer beneficios de pérdida de peso independientemente de si toma las calorías durante el almuerzo, el desayuno, la cena o pequeñas comidas distribuidas a lo largo del día. Según la investigación, a las personas les resulta más fácil ayunar en días alternos que apegarse a la restricción calórica diaria convencional para perder peso. El equilibrio es la clave aquí. Mientras limitamos la ingesta de calorías a diario, a menudo privamos a nuestro cuerpo de la oportunidad de comer ciertos tipos de alimentos. Esto puede resultar rápidamente en un aumento de los antojos y, posteriormente, el abandono del plan de dieta para complacer a nuestro paladar.

Por otra parte, el plan de ayuno alternativo mantiene una especie de equilibrio. En ciertos días, usted recurre al ayuno mientras consume comidas regulares en otros días. La mayoría de los estudios utilizan el ayuno en días alternos implementado en la versión modificada (500 calorías por día en los días de ayuno). Se sabe que esto es más sostenible que realizar ayunos completos en ciertos días de ayuno. Sin embargo, su eficiencia sigue siendo la misma.

Beneficios del Ayuno en días Alternos.

El ayuno en días alternos es un tipo de método de ayuno intermitente en el que una persona ayuna durante un día y puede comer las comidas de su elección al día siguiente. Hay varias versiones del plan de ayuno alternativo, que también incluye limitar las calorías en los días de comida. La investigación apunta al hecho de que el ayuno en días alternos es un plan dietético viable para la protección contra las enfermedades del corazón (especialmente en adultos que sufren de obesidad) y la pérdida de peso. Generalmente, en los días de ayuno, una persona puede beber cantidades ilimitadas de bebidas sin calorías. Aparte de esto, puede consumir alrededor del 20-25% de sus necesidades calóricas diarias (alrededor de 500 calorías).

Puede ayudar a controlar la diabetes y las enfermedades cardiovasculares.

La investigación publicada en el British Journal of Diabetes and Vascular Disease concluyó que el ayuno intermitente ayuda a perder peso y mejora el mecanismo cardiovascular del cuerpo. La misma investigación también sugiere que el ayuno puede reducir los casos de diabetes. Otra investigación realizada en 2014 indica que los ayunos en días alternos tienen las mismas ventajas que los de una dieta limitada en calorías, y pueden prevenir enfermedades cardíacas y diabetes.

Facilita la pérdida de peso.

El ayuno en días alternos ha estado estrechamente relacionado con la pérdida de peso desde hace mucho tiempo. Nuestros cuerpos están programados para hacer frente a la inanición y los cambios metabólicos posteriores. Cuando una persona practica el ayuno en días alternos, el mecanismo del cuerpo aumenta automáticamente. El resultado: nuestras células dejan de usar la glucosa como su principal fuente de energía para usar la grasa almacenada dentro de las células. Debido a este cambio, los triglicéridos acumulados en el cuerpo se descomponen y se utilizan como fuentes de energía, lo que resulta en un menor contenido de grasa dentro de nuestro cuerpo. ¿Mágico? ¡Simplemente ciencia y las maravillas de la naturaleza!

Ayuda a recuperarse de enfermedades como el cáncer.

En un estudio de 2009, se pidió a 10 pacientes con diferentes tipos de cáncer que se sometieran a un ayuno de días alternos después de sus sesiones de quimioterapia. Se observó que los ayunos eran prácticos, seguros y tienen el poder de aliviar los efectos de la quimioterapia del paciente. Por lo tanto, el ayuno en días alternos puede ser beneficioso para las personas que se recuperan de enfermedades como el cáncer.

Ayuda a combatir la inflamación y el estrés oxidativo.

De acuerdo con la investigación, cuando una persona asmática con sobrepeso hace ayuno en días alternos, puede seguir la dieta durante un período más prolongado que en una dieta limitada en calorías. Aparte de esto, hay cambios positivos notables en los síntomas de las funciones pulmonares del paciente, debido a que él o ella experimenta un menor estrés oxidativo e inflamación.

Ayuno Extendido

El ayuno extendido es una forma extrema de ayuno intermitente. Actualmente está de moda debido a sus muchísimos beneficios documentados. Mientras que las personas generalmente ayunan durante 16-20 horas durante el ayuno intermitente, el ayuno prolongado es cuando el ayuno va más allá de las 48 horas (sí, ha leído bien). El ayuno extendido está escalando en las listas de popularidad de todas partes, ya que ha comenzado a ser reconocido como una forma de aumentar su vida útil, reducir la inflamación y prevenir enfermedades que amenazan la vida como el cáncer.

Beneficios del Ayuno Extendido

El ayuno prolongado es conocido por tener muchos beneficios, siendo el más obvio la pérdida de peso. Usted tenderá a perder algunas libras inmediatamente por varias razones. Primero, su cuerpo va a perder mucha agua. Lentamente agotará el glucógeno almacenado en el hígado inicialmente antes de pasar a los músculos. Después de que se utilizan estas reservas, el glucógeno muscular se convierte en el objetivo. Cuando se utiliza el glucógeno muscular, el proceso conduce a una pérdida considerable de agua. Esta es la razón por la cual los dietistas recomiendan consumir más sal y agua durante la fase de cetosis. Una vez que su cuerpo utiliza el glucógeno disponible, comienza a quemar la grasa almacenada para cumplir con sus requerimientos de energía. Esto lleva al cuerpo a entrar en un estado de cetosis metabólica, ya sea por ayuno o apegándose a una dieta cetogénica (cetosis nutricional).

El ayuno extendido puede transformar su cuerpo en un mecanismo para quemar grasa rápidamente. Como su cuerpo ya no posee ninguna grasa dietética, comienza a sumergirse en sus propias reservas de grasa almacenada. Esto es exactamente la razón por la cual no comer durante períodos más prolongados es una estrategia eficaz para perder peso. Una de las cosas a tener en cuenta es no hacer del ayuno prolongado su único método de pérdida de peso a largo plazo. La razón: puede no ser sostenible. Puede usarlo en combinación con otros métodos de pérdida de peso sostenible y más "de larga distancia". El ayuno prolongado no es muy sostenible como estrategia de pérdida de peso a largo plazo, aunque se puede utilizar para cumplir los objetivos de pérdida de peso a corto plazo. Sin embargo, tenga la seguridad de que, si no tiene un plan de pérdida de peso más sostenible y a largo plazo, todo el peso que perdió durante el ayuno prolongado volverá a encontrar su camino hacia usted nuevamente.

Otro beneficio importante del ayuno prolongado es la autofagia o estar en la etapa de cetosis del ayuno durante un período prolongado. Autofagia se traduce en "comerse a sí mismo" en griego. Como sugiere el término, cuando nuestro cuerpo comienza a comerse solo, estamos en la etapa de autofagia. Puede sonar aterrador, pero no es tan loco como suena. La etapa o proceso tiene que ver con el reciclaje de productos de desecho de nuestro cuerpo y el cuidado del estrés oxidativo. La autofagia tiene múltiples propiedades de antienvejecimiento y también se sabe que facilita la hipertrofia o el crecimiento muscular. El ayuno prolongado se contempla como una terapia potencial para las personas que padecen cáncer. Hay mucha investigación sobre el efecto de los ayunos prolongados en la prevención de ciertos tipos de cáncer.

Si pensabas que eso era todo, todavía no hemos terminado. En general, los ayunos prolongados duran entre 48 y 120 horas, aunque los ayunos de mayor duración que estos no son completamente desconocidos. Uno de los beneficios más importantes del ayuno intermitente es una reducción considerable del glucógeno del cuerpo.

Un ser humano promedio puede pasar 30 días sin comer. La cantidad de días que un individuo puede sobrevivir sin alimentos, puede variar de un individuo a otro. Por ejemplo, una persona con mayor grasa corporal puede sostenerse más tiempo que un deportista activo con grasa corporal que asciende al 5-6%. Esto no significa que deba continuar un ayuno de un mes. No solo es innecesario, sino totalmente desaconsejable.

El ayuno prolongado también es conocido como beneficioso para el cerebro. Considere esto: cuando la comida sea escasa, usted necesitará más para sobrevivir. Esto aumenta nuestras habilidades de pensamiento crítico, lo que nos ayuda a encontrar formas estratégicas para buscar más recursos de alimentos. La cetosis puede ser altamente ventajosa para el cerebro, ya que nos permite salir de nuestro proceso de pensamiento en zonas de comodidad y buscar más formas de cumplir con los requisitos energéticos del cuerpo. En general, se sabe que el ayuno prolongado o incluso el ayuno crean un mayor factor neurotrófico derivado del cerebro para el cerebro humano. Esto actúa como un fertilizante para las neuronas nuevas. Otro beneficio es que la plasticidad sináptica del cerebro aumenta y su resistencia al estrés aumenta considerablemente.

¿Quiere saber más beneficios o ventajas del ayuno prolongado? El ayuno prolongado es conocido por reforzar su sistema inmunológico. Cada vez que ayuna durante un período prolongado, los glóbulos blancos de su cuerpo se reducen para provocar un aumento en el proceso de reactivación de las células madre. Con los glóbulos blancos del cuerpo agotados, se segrega una enzima conocida como PKA que permite a las células madre reconstruir y reponer el sistema inmunológico.

Esto es vital para las personas que padecen un sistema inmunológico agotado debido a los tratamientos severos de cáncer. Por lo tanto, el ayuno se convierte en una opción viable para eliminar algunos efectos secundarios de la quimioterapia. Esto es exactamente por lo que notará que las personas que practican el ayuno regular rara vez enferman. El ayuno prolongado o extendido también libera adiponectina, que es un poderoso agente antiinflamatorio que ayuda a proteger su cuerpo de las enfermedades crónicas.

Otro beneficio importante del ayuno extendido es que potencia su fuerza de voluntad. Mucha gente simplemente trata de ayunar para probar su fuerza de voluntad cuando se trata de abstenerse de comer. Quieren comprobar cuánto pueden enfrentarse a las tentaciones. El ayuno prolongado es una excelente manera de poner a prueba su disciplina y fuerza de voluntad. También es una manera maravillosa de expresar gratitud hacia lo que actualmente tiene. Esta disciplina mental y la fuerza de voluntad derivadas de un ayuno prolongado o extendido pueden ser altamente poderosas. Sentirse demasiado cómodo o acostumbrado a algo no es una buena idea. Idealmente, usted debe acostumbrar a su cuerpo a sentir la incomodidad de vez en cuando para que aprenda a adaptarse bien. Esto conducirá a varios beneficios para la salud.

Construir una reserva nutricional mientras ayuna

Esto es aplicable para cualquier ayuno y no solo el prolongado. Una de las características clave para determinar el éxito de su plan de ayuno es "qué comer" para construir las reservas nutricionales de su cuerpo para darle algo a lo que recurrir durante el período de ayuno. Varias personas que practican el ayuno intermitente, el ayuno prolongado y el ayuno alterno (que también es un tipo de ayuno intermitente) se centran solamente en cuando se come. Hay una obsesión innecesaria con comer y ayunar en el momento adecuado. En una búsqueda para apegarse a los horarios de comida correctos, lo que comemos a menudo no importa un bledo. Es muy importante que su cuerpo se llene de nutrición si va a pasar de la fase de alimentación a la de ayuno. En ausencia de nutrientes esenciales durante la fase de ayuno, su cuerpo invariablemente se sumergirá en los recursos nutritivos disponibles.

Aquí tiene algunos consejos de expertos para construir las reservas nutritivas de su cuerpo:

Beba mucha agua: esto es lógico, pero la gente parece no entenderlo nunca. Siempre se están quedando sin energía y experimentan sensaciones de deshidratación. Si el ayuno exige evitar completamente el consumo de bebidas y alimentos, asegúrese de consumir suficiente agua antes y después de sus comidas. Evitar el agua por mucho tiempo puede causar deshidratación, lo que conlleva a una buena cantidad de efectos nocivos.

Trate de consumir una comida muy nutritiva antes del ayuno. Siempre me preguntan qué alimentos se deben consumir antes de ayunar. Realmente no hay una regla, aunque usted debe apegarse a los alimentos con alto contenido de fibra, los granos integrales, las grasas buenas y los alimentos ricos en proteínas. Las verduras crudas también son una buena opción. Evite comer comidas pesadas y grasosas antes de un ayuno. Manténgalo ligero, nutritivo y saludable. Consuma leche, nueces, cereales y frutas antes de ayunar. Recuerde, usted está construyendo una reserva de nutrición para que el cuerpo haga frente a la ausencia de una ingesta nutricional fresca. Su cuerpo dependerá y funcionará con la ayuda de los recursos de nutrición que usted crea antes del ayuno.

Optimice su nutrición durante los ayunos: cuando usted no consume alimentos o consume menos alimentos, el valor nutricional de lo que come es aún más importante para que el cuerpo funcione normalmente. Evite llenarse de alimentos fritos y alimentos con alto contenido de azúcar. Las preparaciones de vegetales al horno pueden ser una buena opción. Del mismo modo, las preparaciones de frutas y leche ligera (caseras) son buenas. Esto es, por supuesto, para el ayuno en el que está comiendo menos o limitando su consumo de calorías en lugar de quedarse sin comer por completo. Evite las bebidas con cafeína, como las bebidas gaseosas, el café, el té, etc., ya que pueden ser diuréticos y provocar una pérdida de agua más rápida debido a la frecuente micción.

Capítulo Cinco: Ayunar para Perder Peso. El Principio Científico y cómo hacerlo correctamente

Una vez que comemos algo, el azúcar en la sangre de nuestro cuerpo aumenta invariablemente. En combinación con los carbohidratos almacenados, constituye la base de la fuente fundamental de energía de nuestro cuerpo, que se quema para alimentar nuestras actividades diarias.

Entendamos que cualquier forma de ayuno (si es hecho correctamente y con moderación) mencionada en este libro no es privación. Es más como repartir la ingesta de calorías del cuerpo de la forma convencional de consumir tres comidas grandes al día. Según los estudios, el patrón de alimentación de "tres comidas grandes y unas pocas comidas pequeñas" no es compatible con la forma en que nuestro cuerpo ha evolucionado científicamente.

Desde la prehistoria, el patrón de consumo de alimentos de los seres humanos era más aleatorio y errático, y dependía en gran parte de la disponibilidad de alimentos. No teníamos acceso a "tres comidas grandes" y todas las guarniciones intermedias disponibles en la actualidad. Esta es exactamente la razón por la que nuestros cuerpos se han adaptado a no comer durante un tiempo determinado. No estamos programados para comer con frecuencia, lo que es completamente opuesto a lo que recomiendan dietistas y nutricionistas de la nueva era.

Según las investigaciones, las personas que siguen un plan de ayuno intermitente ingieren un 10-15% menos de calorías en sus días sin ayuno en comparación con los días de ayuno. Esto significa que su consumo total de calorías es aún más bajo que el de las personas que siguen las tres grandes comidas y refrigerios convencionales por día. Cuando se trata de perder peso, el consumo de calorías es el componente más importante. Su ingesta de calorías se puede controlar cuando se reduce la cantidad de alimentos, y se comen comidas más saludables durante la ventana de la comida. Cuando usted no puede comer cuando quiera o cada vez que sienta hambre, la ingesta total de calorías del cuerpo puede reducirse.

La Grasa Almacenada se quema.

Cuando se sigue cualquier forma o plan de comidas de ayuno, el nivel de azúcar en la sangre del cuerpo junto con los carbohidratos desciende. Por lo tanto, para sostenerse durante la fase de ayuno, no tiene más remedio que quemar la grasa corporal para generar energía para alimentar las actividades del cuerpo y funcionar normalmente.

El Ayuno aumenta la HGH.

La HGH es una hormona increíble que facilita la quema de grasa junto con la retención de masa muscular. Esto es importante desde la perspectiva de perder peso. El ayuno intermitente tiene la capacidad de aumentar la HGH en alrededor de 1.300 y 2.000 por ciento en mujeres y hombres respectivamente, según la investigación realizada por el Intermountain Medical Center.

Una de las mayores ventajas del ayuno sobre otros programas de pérdida de peso, dietas y planes de comidas es que el practicante no tiene que estresarse por perder masa muscular conjuntamente con el peso. Puede quemar grasa, y aún conservar una importante masa muscular. Esto es algo que la mayoría de los planes de pérdida de peso encuentran difícil de lograr.

Menor consumo total de calorías.

Esto es obvio. Cuanto más baja sea la ingesta de calorías, más resultados positivos revelarán sus balanzas de peso. Si está buscando un plan de pérdida de peso efectivo y rápido, la clave es limitar la ingesta de calorías. Es posible que experimente los antojos y la sensación de hambre durante las fases iniciales de ayuno. Sin embargo, durante un período de tiempo, el cuerpo se adapta a estar sin comer, mientras que la sensación de hambre disminuye gradualmente. Llega a una etapa en la que puede pasar mucho tiempo sin comer, sintiéndose con poca energía, débil o agotado. Al ayunar durante un período de tiempo, se regulariza la hormona del hambre, la grelina, que facilita el control del apetito

Cuando usted ayuna, su cuerpo tiene menos insulina y más adrenalina como también HGH. Esto facilita el proceso de pérdida de peso.

Consejos para el seguimiento del Ayuno. La forma para perder peso con el Ayuno.

Ayunar en combinación con un entrenamiento puede hacer maravillas.

Cuando el azúcar de nuestro cuerpo, las reservas de glucógeno y los niveles de insulina se agotan, la grasa se quema para generar energía. Esto sucede independientemente de su actividad física o régimen de ejercicios. Ahora, imagínese los resultados que puede obtener si combina el ayuno con un régimen de ejercicio regular o actividad física.

El proceso de quema de grasa del cuerpo se acelera y usted podrá quemar grasa mucho más rápido. Si bien la rutina de ejercicios o los entrenamientos de alta intensidad son ideales, puede practicar cualquier forma de ejercicio físico o actividades como correr, bailar, nadar, hacer ejercicios aeróbicos, andar en bicicleta, etc. Cualquier forma de actividad física regular y disciplinada en combinación con el ayuno puede ayudar a acelerar el proceso de pérdida de peso. Pero asegúrese de que lo está haciendo bien. No realice entrenamientos de alta intensidad durante su ventana de ayuno o inmediatamente después de interrumpir su ayuno. Mantenga un equilibrio entre no desgastar su cuerpo durante la fase de ayuno y garantizar la condición física general.

Apéguese al consumo de café bajo en calorías o cero calorías una hora antes de su rutina de ejercicios para obtener más energía y quemar más grasa además de la grasa que de todos modos se quema debido al ayuno intermitente. Asegúrese de planear ayunar durante las 8 horas de la ventana de comida si está siguiendo el método de ayuno intermitente 8-16.

Programa de Ayuno Típico para perder peso

Empiece con una ventana de ayuno más corta y vaya avanzando gradualmente hasta que su cuerpo esté acostumbrado al concepto de ayuno. Lo ideal es comenzar con una ventana de ayuno de 8 a 10 (algo que probablemente esté haciendo de todos modos ahora entre la cena y el desayuno al día siguiente). Lentamente, muévalo a 16-21 preparando el desayuno. La ventana de ayuno puede aumentarse lentamente de 30 a 60 minutos cada semana hasta que llegue a una ventana de ayuno con la que su cuerpo se sienta cómodo dependiendo de sus objetivos de pérdida de peso.

Evite expandirse de 8 a 16 horas seguidas en un día. Una vez que esté en la ventana de ayuno de 16 horas, está en una etapa de efectiva reducción de grasa.

Implemente un horario de ayuno efectivo y libre de estrés.

Es una buena práctica comer la cena o la comida final del día al menos 3-4 horas antes de dormir. Esto asegura que la mayor parte de su tiempo de ayuno se dedique a dormir para evitar lidiar con los antojos y los retortijones por hambre. Su cuerpo está preparado para ponerse a trabajar cuando se trata de quemar grasa para crear energía

Así es como debería verse un plan general de ayuno intermitente:

7:00 p.m. – Terminar la cena.

10:00 p.m. – Dormir.

Siguiente día

7:00 a.m. – Levantarse

7:00 a.m. to 11:30 a.m. – Siga con su rutina de todos los días.

Ahora, es probable que solo esté ayunando durante 4 horas de vigilia, mientras que el resto de la ventana de ayuno la pasó durmiendo. Las tres horas posteriores a la cena realmente no cuentan porque ya está lleno después de la cena.

11 a.m. -11:30 a.m. – Almuerzo después del período de ayuno de 16 horas (¡hurra! Victoria)

11 a.m. – 7 p.m. – Usted consume otra comida o su cena durante este tiempo mientras también controla su ingesta de calorías.

7 p.m. – La ventana del ayuno comienza otra vez.

Combatir los antojos de comida.

Uno de los mayores retos que afrontará mientras ayuna para perder peso, es lidiar con los antojos de alimentos. El hecho de que usted se apegue a los alimentos bajos en calorías y en fibra durante su ventana para comer hace que estos antojos sean aún más apremiantes.

Habrá antojos durante las etapas iniciales de ayuno. A veces, está perfectamente bien romper el ayuno si experimenta mareos excesivos, dolores de cabeza, dolor de estómago o náuseas. También puede haber otras formas de malestar dependiendo de su salud general y la composición corporal. Evite presionarse demasiado fuerte. Continúe de manera constante hasta que logre 16 horas de ayuno cómodamente, lo que invariablemente sucede cuando nuestro cuerpo se acostumbra a estar sin comer por períodos prolongados.

Consuma té verde, café sin calorías, agua tibia y agua con gas para reducir el hambre y los antojos de alimentos. Mi consejo favorito para controlar el hambre durante el ayuno es beber un vaso de agua tibia. Si está trabajando, intente consumir té y café (sin calorías) para continuar durante la fase de ayuno. Se sabe que el té verde aumenta la tasa metabólica del cuerpo, al tiempo que facilita el proceso de quema de grasa. Esto puede ayudar a mantener su hambre bajo control. En cierto sentido, si consume una pequeña cantidad de calorías de las bebidas mencionadas anteriormente, se compensa.

Coma cuando quiera durante la fase de comida.

La mayoría de las dietas sugieren cuándo una persona debe comer, qué debe comer y la ingesta total de calorías que debe mantener. Si ya está siguiendo un plan de dieta que sugiere el tipo de comidas que debe consumir, es probable que mantenga su ingesta total de calorías por debajo de 1000 calorías. Esto significa que mientras no exceda las 1000 calorías, puede comer cuando lo desee durante la ventana de 8 horas (o cualquier duración de la ventana de comida). Puede reducirse gradualmente a un par de comidas que comprenden 500 calorías cada una con un descanso de 4 horas entre cada una de ellas.

Controle su ingesta de carbohidratos, grasa mala y azúcar.

Si está siguiendo un plan de ayuno como el ayuno intermitente, no tiene una lista sugerida de lo que debe o no debe comer. Sin embargo, si está siguiendo un plan de ayuno con el fin de perder peso, debe ser consciente e inteligente acerca de sus elecciones de alimentos.

Las comidas durante su fase de alimentación deben incluir comidas balanceadas, regulares y saludables. Evite comer en exceso para compensar la fase de ayuno. Un consejo para comer menos y sentirse satisfecho es masticar cada bocado al menos 20 veces. Esto le ayudará a comer de forma más intencional y consciente.

Elimine de sus comidas elementos como las grasas malas, los carbohidratos procesados y el azúcar. Si bien los métodos de ayuno, como el ayuno intermitente, son menos rígidos, combine su plan con comer bien y ejercicio para una pérdida de peso óptima. Evite el pan blanco y el arroz blanco (también la pasta), y en su lugar opte por alimentos crudos, altos en fibra, grasas buenas, alimentos ricos en proteínas y frescos. Pronto comenzará a notar la diferencia en la forma en que se ve y se siente.

Capítulo Seis: Desbloqueo de los secretos de Autofagia y Cetosis

Autofagia en griego se traduce como "comerse a sí mismo". Es un proceso fisiológico normal en el que el cuerpo humano se enfrenta a la destrucción de las células dentro del cuerpo. La autofagia es un mecanismo de degradación intracelular en el que se digieren las sustancias no deseadas del cuerpo, como los orgánulos dañados, las proteínas no deseadas y los agentes patógenos. Más tarde, los cuerpos macromoleculares digeridos se liberan en el citosol. Originalmente explicada por Christian de Duve en 1963, la autofagia comprende el secuestro de orgánulos junto con material citoplásmico en vesículas de doble membrana conocidas como autofagosomas y su suministro a los lisosomas para la degradación de las hidrolasas lisosómicas.

Esto permite que el proceso de la autofagia regule el balance de la composición de la proteína dentro de la célula para evitar la acumulación de desecho tóxico o mantener las funciones celulares del organelo, eliminar los patógenos invasivos y ayudar al mantenimiento de las células durante períodos prolongados de ayuno. La relevancia científica de la autofagia, salió a la luz cuando el premio Nobel en Fisiología 2016 le fue otorgado a Yoshinori

Ohsumi .por su descubrimiento sobre los mecanismos de la autofagia.

Principalmente, la autofagia es la creación de una bolsa de basura que reúne el material celular y luego lo deposita cerca del centro de reciclaje celular para que se descomponga en varias partes que subsecuentemente serán recicladas en nuevos componentes.

Cámbiese a las dieta de limpieza de jugos y a las dietas desintoxicantes de la nueva era. La autofagia es la última palabra de moda relacionada con la expulsión de toxinas del cuerpo, pérdida de peso, antienvejecimiento, y limpieza. Nuestras células producen muchas membranas que están siempre buscando restos de células muertas y células demasiado usadas. La autofagia engulle estas células, y luego las rasga por diferentes partes, y las moléculas resultantes son la fuente de energía y combustible para las nuevas partes de las células. Este es el principal programa de reciclaje de nuestro cuerpo que destruye lo viejo para dar paso a lo nuevo. Piense en la autofagia como un proceso que nos permite convertirnos en mecanismos más eficientes para deshacernos de lo antiguo y dar paso a lo nuevo.

Beneficios de la autofagia.

Ahora que entendemos este proceso fisiológico, en cierta medida complicado, de la autofagia, repasemos rápidamente sus beneficios:

1. Puede incrementar su vida útil.

A lo largo de la historia, la vida útil de las personas ha aumentado a pesar de las dietas de moda poco saludables, los horarios de trabajo locos y los estilos de vida estresantes. ¿No es gracioso cómo los humanos han sobrevivido a todo este alboroto y aún logran aumentar su vida útil durante un período de tiempo? Esto se puede atribuir a los pequeños cambios y transformaciones que hemos realizado durante un período de tiempo. La investigación ha relacionado estrechamente estos cambios con una proteína que ayuda a activar la autofagia.

¿La autofagia realmente acelera el proceso de vivir más tiempo? No hay una respuesta directa a esto. Por ahora, puede decirse que tiene propiedades para combatir enfermedades que nos pueden dar una vida útil más larga.

2. Promueve la desintoxicación natural.

Al limpiar las células y proteínas dañadas de nuestro cuerpo, la autofagia facilita una desintoxicación natural (trasládese a un Spa Alpino exótico). También reduce la inflamación y le ayuda a mantener una salud resplandeciente. Si experimenta una sensación de cansancio y agotamiento, la autofagia puede acudir en su ayuda. Esto se debe a los radicales que se acumulan en los tejidos y órganos de su cuerpo, donde pueden causar daño celular, al tiempo que interrumpen los procesos regulares. La activación de la autofagia es una de las mejores formas de eliminar todas las sustancias del cuerpo que no son deseadas o que lo mantienen presionado. Esta es la limpieza de primavera para el cuerpo en el mejor de los casos.

3. Retrasa el proceso de envejecimiento.

Los estudios revelan que inducir la autofagia ayuda a retrasar el proceso de envejecimiento del cuerpo. También se ha demostrado que se sabe que retrasa enfermedades neurodegenerativas como el Mal de Alzheimer y la enfermedad de Parkinson. Un estudio menciona cómo la reducción calórica desencadena la autofagia, que es el descubrimiento antienvejecimiento más poderoso jamás conocido por la humanidad. El proceso se puede utilizar al máximo para mantener su piel con un aspecto saludable, joven y brillante. También se puede usar para combatir una serie de afecciones de la piel como lupus sistemático, infecciones de la piel, psoriasis y vitíligo.

Cinco maneras de auto-comerse o inducir la autofagia.

No, no es tan aterrador como suena aquí. En realidad, es bastante simple. Para empezar, comprenda que la autofagia es la respuesta de su cuerpo al estrés. En realidad, está activando el mecanismo de estrés del cuerpo para crear un poco de auto canibalismo adicional. Como es el caso, la incomodidad a corto plazo trae muchos beneficios a largo plazo. Aquí hay tres técnicas fundamentales para potenciar su autofagia:

1. Ejercicio.

Si la sudoración, la emoción posterior al entrenamiento y los gruñidos no le hacen sentir bien, aquí le recordamos algo. El ejercicio induce estrés en su cuerpo. Entrenar puede causar estragos en sus músculos mientras causa pequeños desgarros microscópicos que hacen que su cuerpo corra a toda velocidad para sanarlos. Esto potencia su fuerza muscular y resistencia, reduciendo así cualquier daño adicional. El ejercicio regular y los entrenamientos son una forma popular de ayudar involuntariamente al cuerpo durante el proceso de limpieza. Esto significa que realmente hay algo en la sensación maravillosa, rejuvenecida y fresca que experimenta después de un entrenamiento satisfactorio. Cumplir con un horario regular y disciplinado de ejercicios es una de las formas más comunes a través de las cuales las personas ayudan a limpiar su propio cuerpo, aunque sin quererlo.

Una investigación observó que había autofagosomas (estructuras creadas alrededor de las piezas celulares que el cuerpo intenta reciclar). Entonces, ¿qué nivel de ejercicio se necesita para crear la fase de autofagia? La respuesta aún no se conoce. El entrenamiento y una rutina de ejercicios regular tienen muchos beneficios y son buenos en general para desencadenar cierta autofagia. Los entrenamientos difíciles son aún los más solicitados. Usted puede practicar alguna forma de ejercicio considerablemente intenso para obtener resultados óptimos. Uno realmente no tiene que correr en la cinta de correr durante 45 minutos a una hora para estimular la autofagia. Cualquier entrenamiento regular de alta intensidad que acelere su ritmo cardíaco y se prolongue durante 25-30 minutos por día debería ser lo suficientemente bueno.

2. Reducir la ingesta de carbohidratos.

A menos que esté viviendo en un agujero de conejo, usted ha oído hablar de la cetosis. Es una de las dietas más populares para todos, desde fisicoculturistas hasta personas que buscan aumentar su vida útil. El objetivo es reducir su consumo de carbohidratos a un nivel tan reducido que el cuerpo no tenga más opción que convertir la grasa en una fuente de energía. La cetosis es el último truco de autofagia. Usted experimentará muchas ventajas metabólicas y transformaciones del ayuno sin ayunar. La cetosis ayuda a reducir la grasa corporal al mismo tiempo que retiene el músculo. Algunas investigaciones sugieren que ayuda a nuestro cuerpo a combatir los tumores cancerosos y que reduce la propensión a la diabetes. La cetosis también es conocida por combatir ciertos trastornos cerebrales como la epilepsia.

Las dietas Keto son típicamente altas en grasa. En estas dietas, alrededor del 60 y 70 por ciento de las calorías totales de una persona provienen de la grasa. Nuevamente, la proteína comprende alrededor del 20-30 por ciento de calorías, mientras que los carbohidratos se mantienen en 50 gramos al día. No es de extrañar entonces que los investigadores estén trabajando para incluir todos los beneficios de la autofagia en una sola píldora, aunque todavía está muy lejos. Inducir la autofagia a través de químicos probablemente sería más sencillo que ayunar o hacer dieta, pero los investigadores aún tienen un largo camino por recorrer antes de lograrlo.

3. Ayuno.

Esta es la razón por la cual la autofagia se encuentra plasmada en este libro. El ayuno es una de las formas más poderosas de inducir la autofagia, que es conocido por tener muchos beneficios. ¿Cómo el hecho de saltarse comidas conduce a la autofagia? ¡Es simple! Saltarse las comidas es estresante para el cuerpo. El cuerpo no lo siente al instante. Sin embargo, hay muchos beneficios a largo plazo. Como hemos mencionado anteriormente, varios estudios han colaborado con el hecho de que el ayuno ocasional tiene muchos beneficios, como la reducción del riesgo de diabetes y enfermedades del corazón (que también pueden ser debidas a la autofagia). Es sorprendente cómo la investigación ha enfatizado específicamente sobre la manera en que el ayuno facilita la autofagia en el cerebro humano, lo que sugiere que probablemente podría ser una de las formas más poderosas para reducir las enfermedades neurodegenerativas como el Parkinson y el Alzheimer.

En una investigación (publicada en Scientific American), también se demostró que el ayuno intermitente mejora nuestras funciones cognitivas, la neuroplasticidad y la estructura cerebral, lo que facilita el aprendizaje más fácil para el cerebro. Sin embargo, dado que el estudio se realizó con roedores, no fue lo suficientemente concluyente como para establecer nada. Durante el ayuno intermitente, el practicante generalmente se queda sin alimentos de 12 a 36 horas seguidas, lo que garantiza que su cuerpo reciba mucha agua. Este período de ayuno también se puede combinar con ejercicios ligeros como estiramiento y yoga para aumentar las posibilidades de desencadenar la autofagia.

4. Ayuno de Proteínas

Usted puede disfrutar de las ventajas de la autofagia realizando un ayuno de proteínas, donde su consumo de proteínas esté restringido a 25 gramos por día. El objetivo de un ayuno de proteínas es ofrecer a su cuerpo un día entero para reciclar proteínas viejas que pueden provocar una inflamación si se acumulan por mucho tiempo. Puede limpiar sus células sin causar pérdida muscular, lo que le ayuda a mantenerse delgado. Según la investigación, cuando restringimos nuestra ingesta de proteínas, se obliga al cuerpo a consumir sus propias proteínas y toxinas no deseadas que se han acumulado. Esto reduce la cantidad de proteína persistente alrededor. Algunos estudios (nicbi.nlm.nih.gov) revelan que la deficiencia de proteínas ayuda a crear la autofagia, ya que funciona estrechamente con el ayuno. La deficiencia de proteínas reduce los niveles de insulina del cuerpo junto con los niveles de mTOR (por sus siglas en inglés, objetivo mecánico de la rapamicina), que regulan el crecimiento celular y la tasa de metabolismo del cuerpo.

Cuando el nivel de mTOR cae y luego se reconstruye, ayuda a reconstruir y reparar nuestras células para que podamos construir músculo más magro. También se sabe que tiene muchos otros beneficios, como controlar el proceso de envejecimiento, así como trastornos importantes como la diabetes y el cáncer. Tenga en cuenta que no tiene que restringir su ingesta de proteínas a diario. La deficiencia de proteínas durante un período de tiempo tiene más desventajas que ventajas. Puede hacer un ayuno de proteínas durante un período de 24 horas una o dos veces por semana (piense en el método de ayuno intermitente de 5: 2). Una forma natural de hacer un ayuno de proteínas es seguir la dieta cetogénica.

5. La Dieta Cetógenica.

Muchas personas descubren, para su gran satisfacción, que la forma más rápida y mejor de inducir la autofagia es seguir la dieta cetogénica junto con una reducción en la ingesta de proteínas del cuerpo. El principio científico detrás de esto es que las proteínas se pueden convertir en azúcar cuando se consumen en cantidades excesivas.

La grasa, por el contrario, es incapaz de hacer esto. Cuando se adopta una dieta alta en grasas, baja en carbohidratos y baja en proteínas, usted cambia su fuente de energía a cetonas e imita un ayuno natural. En resumen, puede inducir la autofagia simplemente permaneciendo en la etapa de cetosis.

Aparte de esto, disminuyendo el consumo de proteínas y carbohidratos de su cuerpo, limitará el número de toxinas que ingresan a su cuerpo. Por lo tanto, habrá menos toxinas para que el cuerpo se vacíe, lo que ayuda a que la autofagia muestre toda su fuerza. Por lo tanto, las personas que adoptan una dieta Keto experimentan una sensación de renovación y rejuvenecimiento. Tiene que ver con menos toxinas y un cambio de imagen en general saludable.

Cetosis

Probablemente encontrará el término cetosis cuando busque información sobre la pérdida de peso. Entendamos en primer lugar lo que es, antes de pasar a cómo puede activarse y usarse para acelerar sus objetivos de pérdida de peso.

La cetosis es un proceso metabólico regular que realiza su cuerpo para seguir funcionando normalmente. Cuando el cuerpo no obtiene suficientes carbohidratos de los alimentos que consume para facilitar el proceso de quema de células para obtener energía, la grasa se quema en su lugar. Durante esta fase, las cetonas se producen en el cuerpo. Las cetonas no son más que ácidos que se acumulan en nuestra sangre y se expulsan del cuerpo a través de la orina. En pequeñas cantidades, son una indicación de que nuestro cuerpo está destruyendo la grasa. Sin embargo, los niveles altos de cetona pueden ser tóxicos y fatales para el cuerpo y llevar a una condición llamada cetoacidosis.

Cuando consumimos comidas saludables, equilibradas y nutritivas, nuestro cuerpo regula la cantidad de grasa que se quema y las cetonas no se producen ni se utilizan como tales. Sin embargo, cuando reducimos las calorías y carbohidratos, el cuerpo cambia automáticamente a la cetosis para satisfacer sus necesidades energéticas. Este proceso también puede ocurrir después de hacer ejercicio durante largos períodos de tiempo. En personas que sufren de diabetes no controlada, la cetosis indica que no se usa suficiente insulina.

La cetosis es arriesgada cuando las cetonas se acumulan. Una alta acumulación de cetonas puede causar deshidratación y una alteración en el equilibrio químico del cerebro. Como era de esperar, la cetosis es una técnica de pérdida de peso muy solicitada. Los planes de comidas bajos en carbohidratos incluyen la parte inicial de la dieta tanto de Paleo como de Atkins, que enfatizan el consumo de proteínas para alimentar el cuerpo. Además de ayudarle a quemar grasa, la cetosis controla el hambre y ayuda a mantener la musculatura.

En una persona sana promedio no embarazada que no sufre de enfermedades como la diabetes, la cetosis normalmente ocurre después de 3 a 4 días de consumir menos de 50 gramos de carbohidratos al día. La cetosis también puede ser activada por el ayuno.

Se han realizado algunos estudios que indican que las dietas cetogénicas pueden reducir el riesgo de enfermedades del corazón. Sin embargo, otras investigaciones sugieren que también puede ayudar a las personas con diabetes tipo 2, síndrome metabólico y resistencia a la insulina. Hay investigaciones en curso sobre los efectos de una dieta cetogénica sobre el cáncer, los trastornos del sistema nervioso, el acné y el síndrome de ovario poliquístico.

Aquí se presentan algunos datos rápidos sobre la cetosis que le ayudarán a entender este estado de manera aún más efectiva:

- La cetosis sucede cuando el cuerpo no tiene suficiente acceso a su combustible fundamental: la glucosa.

- La cetosis es una condición fisiológica donde las reservas de grasa de su cuerpo son destruidas para generar energía (un ácido llamado cetona también se desarrolla durante el proceso) en ausencia de la glucosa.

- Es importante señalar que los niveles de cetonas acumulados pueden ser peligrosos. Cuando los niveles de cetonas de su cuerpo suben, la acidez de la sangre también se eleva, conduciéndole a una condición de alto riesgo llamada cetoacidosis.

- La dieta cetogénica es seguida usualmente por personas que intentan perder peso sometiendo a su cuerpo a un colapso y quema de todos los recursos de grasa acumulada para obtener energía.

- Las personas que sufren de diabetes tipo 1 son más propensas a desarrollar la condición fatal de la cetoacidosis, la cual requiere tratamiento médico inmediato para prevenir un coma diabético.

¿La cetosis puede ser beneficiosa?

La cetosis puede tener un impacto positivo en las enfermedades cardiovasculares, el síndrome metabólico y la diabetes. También puede ayudar a aumentar los niveles de colesterol HDL (también conocido como colesterol bueno). Sin embargo, en general, estos beneficios para la salud pueden estar más relacionados con la pérdida de exceso de peso y el consumo de comidas más sanas que simplemente reducir la ingesta de carbohidratos.

La dieta cetogénica se ha empleado bajo supervisión médica para reducir las convulsiones en los niños afectados por la epilepsia que no responden a otras formas de tratamiento. La investigación ha sugerido que la dieta cetogénica también puede beneficiar a los adultos que sufren epilepsia, aunque se necesitan más estudios para corroborar este hallazgo.

La cetosis es conocida por potenciar nuestra memoria, aumentar las funciones cognitivas, facilitar una mejor claridad de pensamiento y conducir al control de las convulsiones. También se cree que reduce las migrañas. Los investigadores han descubierto un vínculo estrecho entre una dieta cetogénica y un aumento en las funciones cognitivas más el poder de la memoria (Neurobiology of Aging, 25 de marzo de 2004 (3): 311-4) en adultos que anteriormente luchaban con ella. Existe una creciente investigación que sugiere mejoras en múltiples etapas de la demencia. También se observa que la cetosis es eficaz para combatir el Mal de Parkinson.

En general, se cree que la cetosis es beneficiosa para la claridad mental, el enfoque, la reducción de la intensidad de la migraña y la mejora del equilibrio químico del cerebro para mejorar las funciones cognitivas y la memoria.

Según un estudio publicado en el laboratorio de Dom D'Agostino, se observó que la suplementación con cetona reduce la visibilidad del tumor y aumenta la supervivencia de los ratones afectados con cáncer metastásico.

La cetosis también se conoce por aumentar los niveles de energía y el sueño. Durante el cuarto o quinto día de estar en una dieta cetogénica, la mayoría de las personas ha observado un aumento en sus niveles generales de energía además de reducir los antojos de carbohidratos. Razón: niveles de insulina regulados y una fuente de energía fácilmente disponible. La investigación ha revelado que las dietas cetogénicas mejoran su sueño al reducir la REM y aumentar los patrones de sueño de onda lenta. Si bien aún se desconoce la causa exacta de esto, lo más probable es que se pueda atribuir al complicado cambio bioquímico en la utilización de las cetonas en el cerebro (como combustible para generar energía) en combinación con otros tejidos del cuerpo que queman la grasa directamente.

La cetosis también es conocida por reducir la inflamación, por lo que combate condiciones como la psoriasis, la artritis, el SII, el eccema y el acné. Uno de los beneficios ampliamente conocidos de la dieta cetogénica es la desinflamación, que ayuda a quienes siguen la dieta a combatir una serie de problemas de salud asociados con la inflamación. Los estudios han demostrado que el agente fundamental responsable de varias enfermedades inflamatorias está sometido a BHS, que es una de las cetonas clave generadas al seguir una dieta cetogénica. Por lo tanto, la cetosis tiene un efecto significativamente positivo en enfermedades como el acné, el eccema, la artritis, la psoriasis y otras enfermedades relacionadas con la inflamación.

La ganancia y resistencia muscular es otro beneficio notable de seguir una dieta cetogénica o alcanzar la cetosis. BHB es conocido por facilitar la ganancia muscular. Ha habido muchas versiones de fisicoculturistas que emplean la técnica cetogénica para ganar músculo y reducir la grasa.

La cetosis es fundamental para prevenir enfermedades del corazón, disminuir la presión arterial, reducir los triglicéridos y regular los perfiles de colesterol. Estos son nuevamente el resultado directo de mantener bajos y regulados los niveles de glucosa en la sangre del cuerpo. Una dieta cetogénica puede facilitar el proceso de controlar la presión arterial y reducir los niveles de triglicéridos.

Si bien usted puede estar desconcertado por cómo el consumo de un mayor porcentaje de grasa puede reducir los triglicéridos, la verdad es que la ingesta excesiva de fructosa es la clave para aumentar los triglicéridos. Las partículas HDL y LDL del cuerpo, que se utilizan para mover el colesterol y la grasa, también se ven afectadas positivamente por una dieta cetogénica. Facilita un aumento de HDL o colesterol bueno y mejora el nivel de LDL o colesterol malo.

Entrar en el estado de cetosis.

Como explicamos anteriormente, la cetosis es un proceso metabólico regular del cuerpo que se conoce por ofrecer múltiples beneficios para la salud. Durante el proceso de cetosis, nuestro cuerpo convierte la grasa almacenada en cetonas y comienza a utilizarlas para satisfacer sus requerimientos de energía.

Se han realizado investigaciones importantes que vinculan las dietas que causan la cetosis a la pérdida de peso y otros beneficios para la salud. Debido a la característica que suprime el apetito, se sabe que la cetosis es un método eficaz para perder peso. Las investigaciones futuras también han sugerido que la cetosis puede ser eficaz contra varios trastornos neurológicos, la diabetes tipo 2 y otras afecciones. Esto nos lleva al punto principal ahora: ¿cómo se entra en el estado de cetosis?

Lograr el estado de cetosis no es un proceso fácil. Se necesita un poco de planificación, detalle y trabajo. Si bien algunas personas creen erróneamente que es tan simple como reducir su consumo de carbohidratos, se necesita más para lograr un estado de cetosis.

Aquí tiene algunos de los consejos más efectivos para ayudarle a entrar en el estado de la cetosis:

1. Reducir la ingesta de carbohidratos: este es probablemente el indicador más importante para entrar en el estado de cetosis. En condiciones normales, las células de su cuerpo utilizan azúcar o glucosa como la fuente principal de energía para alimentar las actividades diarias del cuerpo. Sin embargo, la mayoría de las células de su cuerpo también utilizan otras fuentes de energía, que incluyen las cetonas. La glucosa se almacena en nuestros músculos e hígado en forma de glucógeno. Cuando reducimos nuestra ingesta de carbohidratos, estas reservas de glucógeno almacenadas en el hígado y los músculos comienzan a agotarse, lo que directamente resulta en una reducción hormonal de insulina. Esto, a su vez, conduce a la liberación de ácidos grasos de las reservas de grasa almacenadas en el cuerpo. Nuestro hígado cumple la función de convertir estos ácidos grasos en beta-hidroxibutirato, acetona y acetoacetato, cuerpos de cetona. Las cetonas se emplean como fuentes de energía para alimentar ciertas funciones del cerebro.

No existe un nivel de restricción de carbohidratos estipulado universalmente para inducir el estado de cetosis. Varía de persona a persona. Mientras que algunas personas requieren restringir su consumo neto de carbohidratos (la suma total de carbohidratos menos fibra) a 20 gramos al día, otros pueden lograr la cetosis mientras consumen el doble de esta cantidad de carbohidratos. Todo se resume a su tipo de cuerpo, funciones fisiológicas y salud en general. Es precisamente por esta razón que las dietas como la popular dieta Atkins sugieren que su ingesta de carbohidratos debe limitarse a 20 o menos gramos por día para garantizar el estado de cetosis.

Una vez que logre este estado, usted puede continuar incluyendo lentamente pequeñas cantidades de carbohidratos en su dieta. Asegúrese de que el proceso de cetosis no se vea afectado por la ingesta de carbohidratos. La idea es agregar pequeñas cantidades gradualmente, mientras se mantiene la cetosis. Si tiene la intención de lograr el estado de cetosis con fines terapéuticos, debe implementarse solo bajo el asesoramiento y la supervisión de un médico. Al restringir su consumo de calorías a 20-25 gramos netos por día, se reducen los niveles de azúcar en la sangre y la insulina, lo que provoca la liberación de reservas de ácidos grasos que el hígado convierte en cetonas.

2. Aumente su actividad física: un número cada vez mayor de estudios sugiere que permanecer en la etapa de cetosis puede tener un impacto positivo en algunas formas de entrenamiento atlético, como la resistencia. Aumentar su actividad física y seguir un régimen regular de ejercicios puede ayudarle a lograr la cetosis.

¿Cómo sucede esto? Cuando hacemos ejercicio o realizamos actividades físicas intensas, las reservas de glucógeno de nuestro cuerpo se agotan. En circunstancias normales, estas reservas agotadas se reponen cuando consumimos carbohidratos, que luego se descomponen en glucosa y, por último, en glucógeno. Sin embargo, cuando nuestra ingesta de carbohidratos es restringida, las reservas de glucógeno permanecen bajas. Luego, el hígado intensifica su generación de cetonas que pueden utilizarse como un combustible alternativo para los músculos en ausencia de fuentes de energía regulares. La investigación ha indicado que cuando las concentraciones de cetonas en nuestra sangre son bajas, el ejercicio aumenta la velocidad con la que se generan las cetonas. Sin embargo, cuando hay una alta concentración de cetonas en la sangre, las cetonas en realidad se reducen durante un período más corto con el ejercicio. Por lo tanto, el ejercicio puede no producir resultados negativos independientemente de la proporción de cetonas en la sangre.

Aparte de esto, las investigaciones sugieren que ejercitarse durante el estado de ayuno aumenta los niveles de cetonas en el cuerpo. Es importante saber que, si bien el ejercicio aumenta la producción de cetonas, nuestro cuerpo tarda unos 7-28 días en acostumbrarse a utilizar ácidos grasos y cetonas como fuentes de energía principales. No se disparará la cetosis haciendo ejercicio en ayunas durante uno o dos días. Llegar allí llevará tiempo, paciencia, observación y esfuerzo.

En general, aumentar su actividad física puede aumentar los niveles de cetonas de nuestro cuerpo cuando se está siguiendo una dieta restringida en carbohidratos. Este efecto también se puede aumentar ejercitándose mientras se está ayunando.

3. Aumente el consumo de grasa buena: incluir alimentos grasos más saludables en su dieta puede aumentar sus niveles de cetonas y ayudarlo a lograr la cetosis. Una dieta cetogénica baja en carbohidratos no solo reduce la ingesta de carbohidratos, sino que también tiene un alto contenido de grasa buena. Las dietas cetogénicas seguidas para bajar de peso, mejorar el rendimiento deportivo y mejorar la salud metabólica generalmente ofrecen del 60 al 80 por ciento de las calorías solo de la grasa. La dieta cetogénica original que se utilizó para la epilepsia tiene una concentración de grasa aún mayor (generalmente el 90 por ciento de sus calorías se proporcionan a través de la grasa).

Un alto consumo de grasa no necesariamente significa niveles más altos de cetonas, por eso no haga de la grasa la base de su plan de dieta. Dado que la grasa comprende un porcentaje considerable de su plan de dieta cetogénica, es vital elegir fuentes de alta calidad de grasas buenas para que su dieta sea efectiva. Algunas fuentes principales de grasas buenas incluyen el aceite de coco, el aceite de oliva, el sebo, la mantequilla y el aceite de aguacate. Aparte de esto, hay varios alimentos nutritivos con alto contenido de grasa que tienen un bajo contenido de carbohidratos. Si desea entrar en la cetosis para perder peso, es vital asegurarse de que no está aumentando el número total de calorías, ya que es posible que no ofrezca los resultados deseados.

4. Haga un ayuno corto: otro método para alcanzar la cetosis es estar sin comer durante varias horas. Varias personas logran una etapa de cetosis leve desde la cena hasta el desayuno, cuando no ingieren alimentos durante unas buenas 10 a 12 horas. Los niños que sufren

de epilepsia a veces son sometidos a un ayuno de 24 a 48 horas bajo supervisión médica antes de someterlos a una dieta cetogénica. Esto se hace con el fin de lograr el estado de cetosis más rápido para controlar las convulsiones. También se sabe que el ayuno intermitente, que implica realizar ayunos frecuentes de corta duración, es eficaz para inducir la cetosis.

El ayuno de grasa es otro enfoque que produce resultados similares al ayuno y, al mismo tiempo, aumenta las cetonas. Al ayunar con grasas, una persona consume alrededor de 1.000 calorías al día, de las cuales de un 80 a un 90 por ciento se derivan de la grasa. Por lo tanto, la ingesta baja en calorías combinada con un alto contenido de grasa puede ayudarlo a adentrarse en la cetosis.

Dado que un ayuno de grasa tiene un bajo contenido de proteínas y calorías, no debe implementarse durante más de cuatro a cinco días para evitar el exceso de pérdida de masa muscular. Puede ser difícil seguir un ayuno de grasa durante más de un par de días. Ayunos como el ayuno intermitente y el ayuno de grasa, facilitan el proceso de cetosis.

5. Mantenga una ingesta de proteínas suficiente: para lograr el estado de cetosis se requiere un consumo de proteínas que sea suficiente, aunque no excesivo. La dieta cetogénica original utilizada para la epilepsia limita tanto la ingesta de carbohidratos como de proteínas para optimizar los niveles de cetona. Algunas investigaciones sugieren que la misma dieta también puede ser ventajosa para los pacientes con cáncer, ya que inhibe el crecimiento del tumor para la mayoría de las personas, aunque la restricción de proteínas para aumentar la producción de cetonas no se sabe que sea saludable.

Para comenzar, su cuerpo necesita suficientes proteínas para suministrar aminoácidos al hígado, que luego se utilizan para la gluconeogénesis, lo que literalmente significa "construir nueva glucosa". Durante este proceso, nuestro hígado se convierte en una fuente de glucosa para algunas partes del cerebro y el riñón a lo largo de los glóbulos rojos que no pueden utilizar las cetonas como fuente de energía. Además, su ingesta de proteínas debe ser suficiente para mantener la masa muscular cuando se restringe la ingesta de carbohidratos del cuerpo, especialmente cuando está alcanzando la cetosis para perder peso. La pérdida de peso generalmente puede resultar en la pérdida de grasa y músculo. El consumo de proteínas suficientes en un plan cetogénico de carbohidratos extremadamente bajos puede conducir a la preservación de la masa muscular. Múltiples estudios han revelado que la conservación de la masa muscular y el rendimiento de las actividades físicas se optimizan cuando nuestra ingesta de proteínas se mantiene entre 0,55 y 0,77 gramos por una libra de masa magra. En la investigación de pérdida de peso, se ha demostrado que los planes de carbohidratos extremadamente bajos con una ingesta suficiente de proteínas (dentro del rango especificado anteriormente) no solo inducen, sino que también mantienen la cetosis.

La conclusión es que consumir muy poca proteína puede causar la pérdida de masa muscular vital, mientras que el consumo en exceso de proteínas puede inhibir el proceso de producción de cetonas.

6. Evalúe los niveles de cetona y ajuste su dieta de acuerdo con esto: casi como todo en los planes de dieta, nutrición y programas de pérdida de peso, lograr y mantener la cetosis no tiene reglas universales. Es un proceso más individualizado. Algo que le conviene más a alguien, puede que no le convenga a usted. Del mismo modo, puede encontrar algunos consejos que funcionan mejor para usted que para otra persona. Siga probando los niveles de cetonas de su cuerpo para asegurarse de que está en camino cuando se trata de alcanzar sus objetivos de cetosis.

Hay tres tipos fundamentales de cetonas (acetoacetato, acetona y beta-hidroxibutirato) que se miden a través de la orina, el aliento y la sangre de una persona. La acetona se mancha en el aliento, y la investigación ha concluido que medir los niveles de acetona en el aliento, es una forma bastante fiable de examinar la cetosis en los seguidores de la dieta cetogénica. Se utiliza un medidor "ketonix" para medir los niveles de acetona de la respiración. Usted respira en el medidor y está atento a un destello de color que indica si actualmente está en cetosis, así como su nivel de cetosis. Otra forma de medir las cetonas es usando un medidor de cetonas en sangre. Funciona como un medidor de glucosa. Se coloca una tira con una pequeña gota de sangre en el medidor para medir los niveles de beta-hidroxibutirato de su sangre. También es un indicador válido de los niveles de cetosis de su cuerpo.

Las cetonas en la orina conocidas como acetoacetatos, se pueden medir con la ayuda de tiras de orina de cetona. Estas tiras se sumergen en la orina del practicante de la cetosis y, dependiendo de la sombra en que se convierta (en diferentes tonos de púrpura y rosa), se puede determinar el nivel de cetona de la persona. Según un estudio reciente, nuestras cetonas están en su nivel más alto durante las primeras horas del día y después de la cena, mientras se sigue el plan de dieta cetogénica. Utilizando cualquiera de los métodos mencionados anteriormente, se pueden medir los niveles de cetonas de su cuerpo y realizar los cambios necesarios en su dieta según su estado de salud individualizado, sus objetivos y sus niveles de comodidad. La medición de las cetonas es una buena manera de medir si necesita realizar cambios para lograr la cetosis.

Capítulo Siete: Mitos Desmentidos sobre el Ayuno

Todos hemos escuchado información sobre cómo el ayuno puede ser malo o poco saludable. Sin embargo, permítame decirle por adelantado: la mayoría de la basura que escuchó sobre el ayuno no tiene ninguna base científica. Aquí desmentiremos los mitos de ayuno más comunes que ha escuchado.

Mito 1 – El Ayuno disminuye el metabolismo del cuerpo.

El metabolismo es el combustible energético del cuerpo para mantener sus células funcionando normalmente. Es una agregación de todas las funciones fisiológicas que ocurren en su cuerpo para mantenerlo vivo. La mayoría de las veces, su tasa metabólica básica está estrechamente relacionada con su peso.

Los orígenes de este mito son desconocidos, y es claramente falso. A pesar de la creencia generalizada de que nuestro metabolismo se ralentiza con el ayuno, algunos estudios han sugerido que lo único que importa es la cantidad total de alimentos que se toman y no el patrón de consumo de los alimentos. Esto sugiere que la frecuencia con la que come o los horarios de sus comidas no determinan la composición del cuerpo. Incluso durante los ayunos como el ayuno intermitente o en días alternos, la razón para comer y ayunar en horarios específicos es consumir menos alimentos en general y no quemar la grasa existente del cuerpo para obtener energía. No se trata tanto de cuando se come.

La consideración más importante es la cantidad de alimentos que consume con respecto a la composición corporal y el peso. También depende mucho de la calidad de los alimentos que come. El metabolismo de su cuerpo es una suma total de todo lo que se requiere para sobrevivir. ¡No es un fuego misterioso! No tiene que obsesionarse con aumentarlo constantemente. Más bien, intente optimizarlo de una manera sana y equilibrada.

El ayuno no disminuye su metabolismo, ni es lo mismo que la inanición, contrariamente a la equivocada idea popular. El concepto mismo de inanición es un importante mito del ayuno, a menos que una persona esté realmente muerta de hambre por elección. Ayunar y morir de hambre no son lo mismo. De hecho, usted está quemando la cantidad de calorías que su cuerpo está programado para quemar. Aparte de agregar ejercicio, no hay una manera de deshacerse de más calorías. A través del ayuno, solo hay una cantidad estipulada de calorías que su cuerpo está preparado para quemar. Por lo tanto, la única forma de perder peso mediante el ayuno es consumir menos alimentos o hacer ejercicio, o hacer ambas cosas.

Decir que comer mejora el metabolismo de su cuerpo es como decir que mantenerse atento todo el tiempo mejora la salud: es una afirmación sin sentido. Por el contrario, el ayuno proporciona a su mecanismo digestivo una oportunidad para descansar. Lo bastante como parpadear ofrece un respiro a nuestros ojos.

¿Alguna vez se preguntó por qué las personas que consumen comidas cada pocas horas aún logran perder peso? Las dietas frecuentes son efectivas mientras operen dentro del principio de déficit de calorías. El verdadero problema surge cuando, durante un período de tiempo, las comidas frecuentes reducen la sensibilidad a la insulina y otros problemas de salud.

Mito 2 – Ganará peso cuando termine el ayuno.

Si está ayunando para bajar unas cuantas libras de más y verse esbelto, bien tonificado y en forma, tendrá un montón de detractores que lo desmotiven a la hora de hacer un ayuno al afirmar que no tiene sentido o que todo el peso que pierda vuelve a acumularse una vez que deje de ayunar. ¡No podrían estar más equivocados!

Si su principal objetivo para ayunar es la pérdida de peso, probablemente usted consumía más calorías de las que estaba perdiendo. Lo más probable es que quisiera revertir el proceso para lograr sus objetivos de pérdida de peso. Cuando deje de ayunar y vuelva a los patrones de alimentación anteriores, obviamente recuperará peso. La razón es simple: ha vuelto al proceso inicial de ingerir más calorías de las que estaba utilizando. ¿Qué tiene esto que ver con el ayuno? Se trata simplemente de la disciplina y el equilibrio que lo mantiene en sus planes de comidas después del ayuno.

Solo porque ayunó, no puede volver a sus viejas costumbres y milagrosamente esperar no acumular las libras perdidas si no está comiendo bien. Si está consumiendo comidas poco saludables, grasas y altas en calorías, obviamente aumentará de peso. El ayuno anterior no le ayudará a evitar esto. Conoce la definición de locura, ¿verdad? Si sigue haciendo lo que siempre ha hecho, seguirá obteniendo los mismos resultados. Si desea algo diferente, debe estar preparado para hacer algo que nunca ha hecho. Si gasta más calorías de las que consume a través de una alimentación y ejercicio equilibrados, podrá mantener los resultados posteriores al ayuno. Es tan simple como eso.

Los resultados del ayuno y pérdida de peso a largo plazo implican cambios en su estilo de vida. ¿Está preparado para hacer estos cambios? Debe crear una serie de hábitos nuevos y de largo plazo que se conviertan en la base de un estilo de vida equilibrado y saludable. No vea el ayuno como una píldora milagrosa todo en uno para sus objetivos de pérdida de peso y salud. En todo caso, puede ayudarle a alcanzar sus objetivos de salud o pérdida de peso a corto plazo. No le ayudará a mantener los resultados a largo plazo si regresa a hábitos de comida y estilo de vida poco saludables.

El cambio se produce al pensar, actuar y comer de manera diferente, junto con la creación de un mecanismo para sostener este cambio. Una de las ideas erróneas más generalizadas acerca de este mito es que una persona gana peso instantáneamente después de detener el ayuno. Esto sucederá solo si usted termina comiendo en exceso y compensando la ingesta reducida de calorías durante la fase de ayuno. Si termina comiendo mucho más de lo usual después del ayuno en un intento por sobre compensar o consumir calorías adicionales, es evidente que acumulará libras de más.

He escuchado a algunas personas decir con confianza que la pérdida de peso durante el ayuno es simplemente una reducción de agua en el peso y el glucógeno muscular. Esto puede ser en parte cierto. Sin embargo, este proceso va mucho más allá. La realidad es que un practicante de ayuno perderá grasa corporal de alguna forma. Puede que no sea un proceso rápido o inmediato. Sin embargo, si sigue las reglas del ayuno de manera disciplinada y determinada durante un período de tiempo, definitivamente verá los resultados.

La pérdida de grasa no es un proceso instantáneo, es gradual. El peso del agua, por el contrario, puede ser vertido rápidamente. Por lo tanto, el ayuno no se trata realmente de reducir el peso del agua.

Mito 3 – El ayuno lo mantiene con la energía baja.

Aquí hay otra burbuja sobre el ayuno que puede estallar. Sí, durante los primeros días de su ayuno puede experimentar una sensación de mareo o falta de energía. Esto es especialmente cierto para las personas cuyos cuerpos no están acostumbrados a ayunar o que están acostumbrados a comer cada dos horas. El cuerpo sufrirá algún tipo de shock o tomará tiempo para acostumbrarse a estar sin comer. Sin embargo, una vez que su cuerpo se adapte a un estilo de vida en ayunas, no habrá que mirar atrás. No se sentirá con poca energía cuando se salta las comidas o limitando su consumo de calorías. Por el contrario, terminará sintiéndose mucho más ligero, más enérgico y generalmente positivo. Los practicantes de ayuno experimentados siempre son vibrantes, positivos y vigorosos. ¡No tienen escasez de energía!

Piénselo así: el hambre puede ser el motivador más básico que nos impulsa. ¿Por qué los depredadores se van de caza en las condiciones más extremas cuando tienen hambre? Cuando experimentamos retortijones por hambre, hemos gastado la mayor parte de nuestra energía. No queda casi nada por lo que volver a caer. Cuando tiene hambre durante un ayuno, su cuerpo está preparado para hacer el trabajo más difícil.

La forma de enfrentarse a esto es no concentrarse en el hambre. Enfóquese en otro asunto en lugar de pensar cuándo va a comer su próxima comida. Manténgase ocupado y distraído. Si bien algunas personas dicen (e incluso he mencionado esto) que uno no debe ayunar en días muy estresantes y físicamente exigentes, usted puede ayunar en los días en que sabe que estará ocupado solo para desviar la atención del hambre. El ayuno puede ser una experiencia muy placentera, satisfactoria y manejable si está dotado de la estrategia para afrontarlo adecuadamente.

Algunos dietistas inteligentes confesos le recomendarán comer comidas pequeñas periódicamente para mantener su hambre bajo control. Según un estudio reciente (https://www.ncbi.nlm.nih.gov/pubmed/20339363), tres comidas altas en proteínas al día producen una mayor sensación de saciedad y control del apetito/hambre que seis comidas altas en proteínas. Por supuesto, comer con frecuencia funciona para algunas personas y depende completamente del patrón de alimentación con el que su cuerpo se sienta cómodo. Sin embargo, las afirmaciones absolutas como "comer frecuentemente frena el hambre" no son ciertas. De hecho, no hay verdades absolutas cuando se trata de determinar cuántas comidas se deben consumir en un día. Depende de los requisitos de su cuerpo y de su composición única. Estos mitos a menudo se originan en estudios de laboratorio que tienen poca relevancia con los patrones de alimentación del mundo real. Las investigaciones actuales revelan que una dieta equilibrada y normal con ingestas de proteínas que generalmente se siguen en dietas regulares y no restringidas, indican un mayor control del apetito cuando se consumen menos comidas y más grandes que las comidas más pequeñas y frecuentes.

Mito 4 – Comer pequeñas comidas mantiene controlado su nivel de azúcar en la sangre.

De acuerdo con los expertos en dieta, comer comidas pequeñas con frecuencia lo ayuda a controlar su hambre mientras aumenta sus niveles de energía.

Existe un miedo psicológico inherente (sí, lo llamo psicológico más que fisiológico) asociado con no comer a menudo. Pensamos que sufriremos hambre (condicionados como estamos para equiparar una alimentación frecuente con una mente y un cuerpo sanos) y un deterioro cognitivo si no comemos a menudo. Lógicamente, considere los efectos evolutivos de esta noción por un tiempo. Si esto fuera cierto, el hombre siempre ha estado ayunando intencionalmente o no a lo largo de la historia. Ha habido calamidades naturales como hambrunas e inundaciones que han obligado a la gente a ayunar. ¿Usted realmente cree que podríamos sobrevivir o funcionar normalmente si comer con frecuencia fuera fundamental para nuestra existencia? La verdad es que no es necesario.

Las sobrevaloradas compañías de alimentos que venden sus productos poco saludables, le harán creer que comer con frecuencia es esencial para la buena salud. Esto no es más que una manipulación de marketing al más alto nivel, engañándole para que crea que debe seguir comiendo con frecuencia para sobrevivir.

Honestamente, regular el nivel de azúcar en la sangre no es la máxima prioridad. Nuestro cuerpo ha desarrollado muchas vías efectivas para garantizar que suceda durante las condiciones más extremas. Llevará alrededor de 84 horas de ayuno para alcanzar un estado en el que su nivel de azúcar en la sangre haya caído lo suficiente como para tener consecuencias perjudiciales en el estado mental. No hay forma de que unas pocas horas de ayuno puedan causarle un desequilibrio mental, a menos que esté sufriendo una afección médica.

Incluso después de 84 horas de ayuno, el estado mental afectado es un proceso temporal cuando el cerebro se adapta a la utilización de cetonas. Mientras ayuna durante 48 horas o durante la privación de calorías extremas, el azúcar en la sangre del cuerpo se mantiene dentro de un rango normal. Nuestro rendimiento mental no se ve afectado negativamente por ello.

El azúcar en la sangre es uno de los muchos atajos de retroalimentación utilizados para regular el hambre. La idea generalizada de que la reducción del azúcar en la sangre conduce al hambre es errónea e incorrecta. El bajo nivel de azúcar en la sangre no se traduce automáticamente en hambre, y no debería hacer sonar las alarmas. El azúcar bajo es simplemente una indicación de un rango inferior o umbral. Esto puede estar sujeto a múltiples factores como una dieta habitual, la genética y la ingesta de energía del cuerpo. Lo más importante es que se basa en planes de comidas arraigados, controlados por la grelina y otras hormonas. Principalmente, esto se traduce en cambios de azúcar en la sangre siguiendo un patrón de comida al que estamos acostumbrados. La noción de que una caída en el azúcar en la sangre provoca hambre no tiene una base clara. Es un intento de explicar por qué algunas personas pueden afrontar fácilmente los períodos de ayuno regulares sin ningún efecto secundario negativo.

Mito 5: El ayuno causa pérdida de masa muscular.

Este mito probablemente se origina a partir de la noción de que es vital tener una ingesta constante de aminoácidos en el cuerpo para prevenir la pérdida muscular. Nuestros cuerpos absorben proteínas a un ritmo extremadamente lento. Después de una gran comida rica en proteínas, los aminoácidos ingresan a nuestro torrente sanguíneo durante muchas horas.

El catabolismo de proteínas plantea un desafío solo durante los períodos de ayuno extendido. Esto ocurre cuando el glucógeno almacenado del cuerpo comienza a agotarse. Para mantener la glucosa en la sangre, el aminoácido es convertido en glucosa. Esto sucede lentamente, y si los aminoácidos no se pueden obtener a través de los alimentos, se toman las proteínas de las reservas almacenadas del cuerpo, como los músculos.

Mito 6: Saltarse el desayuno hace que engorde.

Según la percepción popular, saltarse el desayuno está estrechamente relacionado con el aumento de peso. Las personas que se saltan el desayuno muestran un menosprecio general por la salud y la alimentación saludable. Su alimentación es tan errática o movida por el impulso, que es responsable del aumento de peso. Una vez más, nada podría estar más lejos de la verdad. El aumento de peso no tiene realmente que ver con saltarse el desayuno, ya que esta noción no tiene una base científica. Aunque no hay una base científica para apoyar la idea, las personas creen que saltarse el desayuno está estrechamente relacionado con un mayor peso corporal. Las personas que se saltan el desayuno son más propensas a la dieta, lo que significa que, por defecto, hay mayores posibilidades de que sean más pesadas que las personas que no hacen dieta.

Tenga en cuenta que esas personas que se saltan el desayuno sin ningún motivo no son del tipo que se preocupa por llevar un estilo de vida saludable o por comprender las necesidades nutricionales de su cuerpo. Son personas que probablemente comen de manera más errática o llevan vidas excesivamente ocupadas. Son el tipo de personas que siguen dietas de emergencia y comen en el rebote. Todo esto causa estragos en el cuerpo y devuelve todo el peso. Hay un argumento para consumir el desayuno regularmente, ya que los humanos en general somos más sensibles a la insulina en las primeras horas del día. Sí, nos volvemos más sensibles a la insulina después del ayuno durante la noche o más bien nuestra sensibilidad a la insulina está en el pico máximo durante la primera comida del día. La sensibilidad a la insulina se reduce después de que se gasta el glucógeno del cuerpo. Si no ha comido durante aproximadamente 9-10 horas, su glucógeno hepático se agota levemente. Esto aumenta la sensibilidad a la insulina, y puede suceder en cualquier momento cuando no ingiera alimentos durante más de 8 horas. No tiene nada que ver con los poderes especiales de la hora de la mañana. Entonces, no hay nada de cierto en que el desayuno sea la comida más importante del día o que saltarse el desayuno lleve a perder peso. La sensibilidad a la insulina ocurre cada vez que ayuna, ya sea durante la noche o durante el día, ya que tiene que ver con el proceso fisiológico relacionado con el agotamiento del glucógeno. Esto no tiene relevancia en relación con la hora del día ni con el impacto biológico del tiempo en el cuerpo.

Mito 7: Nuestro cerebro necesita un suministro constante de glucosa.

Algunas personas opinan que si no consumimos carbohidratos cada pocas horas nuestro cerebro no funcionará de manera efectiva. Esto está basado en la creencia de que nuestro cerebro solo puede utilizar la glucosa o el azúcar en la sangre para cumplir con los requisitos de energía o para alimentar las funciones normales del cuerpo. No hay absolutamente ninguna verdad en esto. Sin embargo, lo que se omite en esta discusión es que nuestro cuerpo es capaz de generar glucosa a través del proceso de gluconeogénesis. Esto ni siquiera se requerirá en la mayoría de los casos de ayuno, ya que nuestro cuerpo tiene suficientes reservas de glucosa almacenadas dentro de las cuales se puede utilizar para alimentar el cerebro durante muchas horas. Incluso durante los ayunos a largo plazo, las dietas bajas en carbohidratos y la inanición, nuestros cuerpos están acostumbrados a generar cetonas a partir de la grasa dietética. Los cuerpos cetónicos pueden ofrecer energía al cerebro para reducir significativamente sus necesidades de glucosa.

Durante un ayuno prolongado, nuestro cerebro puede sostenerse sin esfuerzo con la ayuda de cuerpos cetónicos además de la glucosa generada a partir de grasas y proteínas. Si nuestros cerebros realmente necesitaran un suministro constante de glucosa, tendría sentido desde un punto de vista evolutivo que no fuéramos capaces de sostenernos sin una fuente perpetua de carbohidratos. Sin embargo, esto es una falacia. Si este fuera el caso, los humanos como raza se habrían extinguido hace miles de años. El hombre primitivo no tenía acceso a un suministro regular de carbohidratos. Algunas personas informan que experimentan una sensación de hipoglucemia cuando dejan de comer por algún tiempo. Si descubre que esta sensación es algo que experimenta, puede optar por un plan de comidas de mayor frecuencia después de consultar a un médico.

La conclusión es que nuestro cuerpo es capaz de generar glucosa para alimentar al cerebro con su cuota de energía requerida, incluso cuando se encuentra en una fase de ayuno a largo plazo o inanición. Algunas partes también pueden utilizar cuerpos cetónicos para obtener energía.

Conclusión

Honestamente espero que este libro haya sido capaz de ayudarle a obtener información valiosa y poco conocida sobre el proceso de ayuno, sus beneficios, los métodos de ayuno más ventajosos y adecuados, y cómo evitar los problemas o peligros del ayuno.

El siguiente paso es simplemente dejar de soñar con resultados sorprendentes y actuar de inmediato. Si usted está sano y no tiene problemas médicos, requisitos de salud o condiciones especiales, realmente no hay un momento ideal para ayunar; el momento adecuado es cuando usted decide hacerlo.

He agregado un montón de técnicas poco conocidas, estrategias probadas y comprobadas, y sugerencias/pautas viables para ayudarle a comenzar su viaje en el camino hacia una alimentación saludable, consciente y con propósito. Desde los principiantes del ayuno hasta los dietistas experimentados, cualquiera puede disfrutar de los beneficios de las estrategias fáciles de seguir, sencillas y efectivas mencionadas en este libro.

Seleccione el plan de ayuno que mejor se adapte a su estilo de vida, objetivos de pérdida de peso y objetivos generales de salud. Ningún plan es mejor que otro. El que sea apropiado para sus objetivos y estilo de vida es el mejor para usted. Del mismo modo, no se rinda cuando le ponga a prueba. Tómese un descanso del ayuno o coma un poco antes de que termine su ventana de ayuno, pero no se rinda.

Finalmente, si disfrutó leyendo el libro, por favor tómese un poco de tiempo para compartir sus opiniones publicando una reseña en Amazon. ¡Se lo agradecería!

¡Este libro está aquí para enseñarle a comer con un propósito, perder peso y tener una vida saludable!

Segunda Parte: Autofagia

Descubra los Secretos para la Pérdida de Peso, el Rejuvenecimiento y la Curación con el Ayuno Intermitente y Prolongado

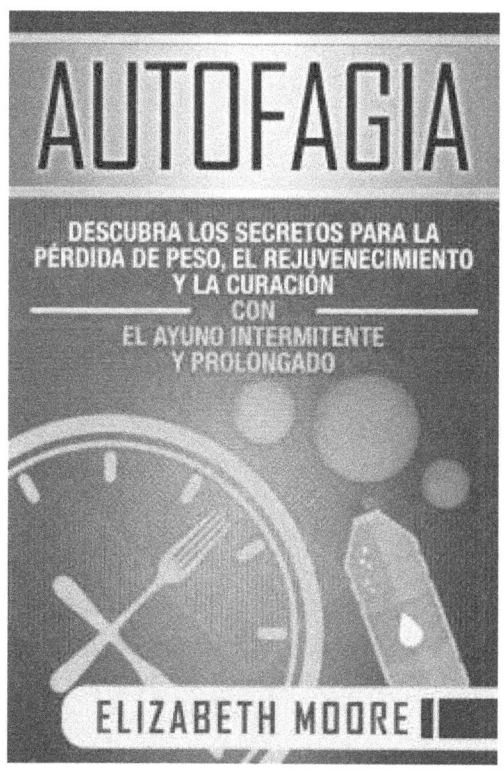

Introducción

Felicitaciones por obtener *Autofagia: Descubra los Secretos para la Pérdida de Peso, el Rejuvenecimiento y la Curación con el Ayuno Intermitente y Prolongado.*

Los siguientes capítulos analizarán todo lo que necesita saber sobre el proceso de autofagia y cómo puede mejorar su vida. Si el proceso de autofagia no funciona de manera correcta, las células y proteínas desgastadas y dañadas comienzan a acumularse en el cuerpo.

Dichas partes alcanzan el desgaste normal en el cuerpo, pero deben reducirse para mantener su cuerpo sano. Si no se eliminan y, en su lugar, comienzan simplemente a acumularse, pueden causar inflamación, junto con otras afecciones de salud.

El proceso autofágico es necesario para garantizar que su cuerpo pueda eliminar los componentes dañados y muertos de las células de manera eficaz y oportuna. Cuando se permite que este proceso realice su función, puede ayudar a reducir la inflamación en el cuerpo, liberando espacio para nuevas células y prevenir enfermedades.

Una de las mejores maneras de inducir este proceso es ayunando. Ya sea que elija probar el ayuno intermitente y algunos de los ayunos a corto plazo que lo acompañan, o si lo prefiere puede hacer lo posible por intentar un ayuno prolongado, descubrirá que el ayuno puede ayudarle en el proceso autofágico y obtener los resultados que está buscando. Presentaremos cómo el ayuno puede funcionar con la autofagia y por qué es tan recomendable.

Para algunas personas, el ayuno puede no ser la mejor opción. Debido a ciertas condiciones médicas y de salud, es posible que prefieran no tomar riesgos. La buena noticia es que existen otros métodos que puede elegir, como el ayuno de proteína, la dieta cetogénica y el ejercicio, que le ayudarán a obtener los mismos resultados sin tener que pasar largos períodos de tiempo sin comer.

Esta guía detalla todos estos temas y más. Conoceremos sobre los beneficios de la autofagia, cómo realizar el ayuno para inducir la autofagia, los resultados que otros han podido obtener de este proceso e incluso algunos consejos que facilitan el inicio y el mantenimiento del ayuno prolongado. Hay mucho por aprender cuando se trata de la autofagia, y esta guía pretende ayudarle durante el proceso.

Cuando esté listo para mejorar su salud, reducir los riesgos de inflamación y otras enfermedades, combatir el cáncer e incluso perder peso, puede consultar esta guía y obtener más información sobre el proceso autofágico.

Existen muchos libros sobre este tema en el mercado, por lo que le agradecemos su preferencia al elegir esta publicación. Realizamos todos los esfuerzos posibles para garantizar que encontrará la mayor cantidad de información útil.

¡Esperamos que lo disfrute!

Capítulo 1: Qué y Por Qué – ¿Qué es Realmente la Autofagia y Por Qué las Personas Están Interesadas en Ella?

Incluso si su cuerpo está sano y no padece ninguna enfermedad o dolor, las células se dañan constantemente como parte de un proceso metabólico normal y saludable. Esto ocurre en nuestra vida diaria, y no representa ser un problema. A medida que envejecemos, confrontamos más estrés y se incrementa el daño de radicales libres en todo el cuerpo, por lo que las células comienzan a incrementar su nivel de daño.

Es entonces donde entra en acción el proceso de autofagia. Es el proceso natural en el cuerpo que ayuda a eliminar las células dañadas en su interior e incluye todas aquellas células que han envejecido y no tienen ningún propósito funcional, pero aún no han sido eliminadas de los órganos y tejidos. Si bien es natural que el cuerpo envejezca y tenga células dañadas, no es recomendable conservarlas. Su cuerpo debe eliminar estas células porque pueden desencadenar procesos inflamatorios que pueden contribuir a una amplia gama de enfermedades.

La palabra "autofagia" fue creada hace más de cuarenta años. Sus raíces vienen de las palabras griegas auto, que significa sí mismo, y fagia, que significa comer. Por lo tanto, básicamente, el cuerpo realiza el proceso de comerse a sí mismo. Esto puede no escucharse muy atractivo; sin embargo, es un proceso natural y completamente saludable que ocurre en todo el cuerpo. Lo anterior significa que el cuerpo se va a auto limpiar, eliminando todas las células gastadas y dañadas, liberando más espacio para las células sanas.

En los últimos años, los investigadores han tenido la oportunidad de observar el proceso de autofagia. Descubrieron que la autofagia puede ayudar a promover la longevidad y proporcionar una gran cantidad de beneficios para su metabolismo, corazón, sistema inmunológico y sistema nervioso. Aprendamos más acerca del proceso de autofagia y por qué es altamente recomendable implementarlo en la rutina diaria.

¿Qué es Autofagia?

Lo primero que debemos analizar es el proceso de autofagia. La definición de autofagia es el consumo de los tejidos del cuerpo como un proceso metabólico que se produce en la inanición y en ciertas enfermedades: lo anterior es solo una frase compleja que significa que el cuerpo utilizará sus propios procesos para comer y eliminar tejidos. Este proceso generalmente ocurre durante el ayuno y cuando ocurren ciertas enfermedades. Los investigadores piensan que este es un tipo de mecanismo de supervivencia o una forma en la que el cuerpo puede responder al estrés para mantenerse protegido.

Lo siguiente a considerar es si la autofagia es recomendable o no para su salud. Este proceso es altamente recomendable para su vida. Como se mencionó anteriormente, la autofagia es el proceso de "comerse a sí mismo", que puede parecer un poco extraño, pero es una forma completamente saludable y normal para que el cuerpo pase por el proceso de renovación celular. De hecho, la autofagia es tan beneficiosa, que se considera una de las claves más importantes para prevenir muchas enfermedades comunes, como la diabetes, el cáncer, enfermedades hepáticas, infecciones y enfermedades autoinmunes.

Uno de los primeros beneficios que notará con la autofagia es que puede ayudar a prevenir muchas de las causas relacionadas con el envejecimiento. La razón por la que tiene tanto éxito, es que ayuda a destruir y a reutilizar cualquier componente dañado que pueda existir en los espacios dentro de las células. Lo que esto significa es que la autofagia funciona utilizando los desechos que producen las células para crear tejidos nuevos que se utilizan para construir y reparar diferentes partes del cuerpo.

No existen estudios a largo plazo sobre la autofagia, pero algunos estudios recientes, demuestran que la autofagia es un proceso importante para limpiar el cuerpo y defenderse de algunos de los efectos negativos que impactan en nuestro cuerpo debido al estrés de la vida diaria. Sin embargo, la forma en que esto funciona es algo que aún no se comprende del todo, lo que podría dificultar la comprensión de por qué es un proceso tan necesario y beneficioso. Sin embargo, a medida que se realicen más investigaciones, podremos aprender sobre todo el proceso y adecuarlo a nuestras necesidades.

Cuando se trata del proceso autofágico, se requieren algunos requisitos diferentes. Primero, los lisosomas son la parte de las células que entrarán y destruirán grandes estructuras dañadas, como las mitocondrias de las células, y posteriormente removerán las partes dañadas de las células, usándolas en forma de energía. Cuando las células dañadas se utilizan como energía, pueden eliminarse del cuerpo como cualquier otro tipo de desecho.

Si no se produce este proceso, pueden surgir algunos problemas. Las células y tejidos dañados y obsoletos se adhieren alrededor del cuerpo, y nunca podrían limpiarse por sí mismas. Esto dificulta que las células y los tejidos que las forman se curen a sí mismas. Esto puede provocar inflamación y enfermedades crónicas, entre otras afecciones.

¿Cómo se Descubrió la Autofagia?

Keith R. Porter y su estudiante Thomas Ashford del Instituto Rockefeller fueron algunos de los primeros en observar el proceso autofágico. En enero de 1962, informaron que observaron un mayor número de lisosomas en las células del hígado de roedores después de agregar glucagón a la dieta, y que algunos de estos lisosomas desplazados fueron encontrados cerca del centro de las células y se aferraban a otros orgánulos celulares como mitocondrias.

A este proceso le llamaron autolisis. Sin embargo, Porter y Ashford estaban equivocados sobre su interpretación de la información. Asumieron que este proceso era parte de la formación de lisosoma. Sin embargo, los lisosomas no pueden ser orgánulos en las células ya que son parte del citoplasma, y las enzimas hidrolíticas son producidas por los microcuerpos.

Fue entonces en 1963 que Hruban, Spargo y sus compañeros, publicaron una descripción muy detallada de lo que llamaron "degradación citoplasmática focal". Este estudio hizo referencia a otro estudio que se realizó en Alemania en 1955, el cual analizó la retención provocada por lesiones. Dicho estudio reconoció que existen tres etapas de maduración del citoplasma retenido a los lisosomas y que este proceso no era algo que tuviera que limitarse a las lesiones. Esta fue la primera vez que los lisosomas de las células se establecieron como la zona y la fuente principal del proceso autofágico.

Sin embargo, no fue hasta la década de 1990 que comenzó una nueva era de investigación sobre la autofagia. Durante ese tiempo, hubo más de un grupo de investigadores que descubrieron genes relacionados con la autofagia con brotes de levadura, y todos los grupos pudieron lograrlo de manera independiente. Posteriormente, en 2003, se propuso una nomenclatura unificada para enumerar los genes de autofagia que habían sido descubiertos.

En 1999, se realizó un descubrimiento histórico que vinculó a la autofagia y el cáncer. Y, hasta la fecha, este sigue siendo un tema importante cuando se trata de investigar este proceso. Las funciones de la autofagia en la defensa inmunitaria y otros trastornos neurológicos también han sido tema de interés a lo largo de los años.

El tema de la autofagia ha tenido diversos cambios en el transcurso del tiempo. Si bien todavía existe mucha investigación por hacer, para conocer cómo puede beneficiar a las personas, ya existe interés en todo el mundo. La investigación que comenzó hace más de cuarenta años se está utilizando para conocer la manera en que puede ayudar la autofagia en un conjunto de diferentes enfermedades y afecciones del cuerpo, para poder trabajar con este proceso y descubrir cómo inducirlo para prevenir y mantenerse alejado de diversas enfermedades.

Beneficios de la Autofagia

El presente capítulo ha tratado un poco sobre la autofagia, pero existen muchos otros beneficios de este proceso. A continuación, veremos una lista de algunos de ellos. Algunas de las investigaciones realizadas sugieren que algunos de los beneficios que puede obtener con la autofagia incluyen:

- Proporciona energía a las células y los componentes básicos que necesitan a nivel molecular.
- Recicla todas las partes dañadas de las células, incluidos los orgánulos, las proteínas y todos sus componentes.
- Ayuda a las mitocondrias a regular sus funciones. Cuando esto sucede, la célula puede producir más energía y reduce el daño del estrés oxidativo.
- Desecha los peroxisomas y el retículo endoplásmico dañado.
- Protege el sistema nervioso. Así mismo, puede ayudar a estimular las células nerviosas del cerebro a crecer más. Debido a este y otros factores, la autofagia puede mejorar la

función cognitiva, la neuroplasticidad y la estructura cerebral.
- Ayuda al crecimiento de las células del corazón y puede proteger contra muchas enfermedades de este órgano.
- Mejora el sistema inmunológico para mantenernos fuertes y sanos. Para ello, se desechan muchos patógenos del cuerpo.
- Defiende contra las proteínas mal plegadas y tóxicas que contribuyen a desarrollar diferentes enfermedades.
- Puede garantizar que la estabilidad de su ADN esté protegida. Cuando el ADN se daña, puede generar que los genes se comporten de manera anormal. Esto puede exponernos a distintas condiciones que pueden ser difíciles de tratar.
- Puede prevenir cualquier daño innecesario a los órganos y tejidos sanos del cuerpo para que puedan continuar con sus funciones.
- Puede ayudar potencialmente con una amplia variedad de afecciones, como combatir el cáncer y tratar enfermedades neurodegenerativas. Aún es necesario realizar más investigaciones para determinar la manera y si la autofagia puede ayudar a combatir el cáncer, pero, hasta ahora, la investigación parece prometedora, y esto podría ser exactamente lo que se necesita para ayudar a lidiar con esta enfermedad.

Existen diferentes tipos de autofagia que puede encontrar en diferentes estudios. La macroautofagia es la que se menciona en esta guía y es la más común. Este tipo de autofagia se conoce como un "proceso catabólico evolutivamente conservado que implica la formación de vesículas que envuelven las macromoléculas celulares y los orgánulos". Para simplificarlo, este tipo de autofagia es básicamente el que detectará las células dañadas y gastadas en el cuerpo, y posteriormente las desechará para que su cuerpo funcione correctamente.

Lo interesante es que los seres humanos no son las únicas especies que pueden beneficiarse del proceso de autofagia. También existen muchos otros organismos que hacen que este proceso suceda, incluyendo mamíferos, moscas, plantas, moho, gusanos y levaduras. La mayoría de las investigaciones que se han llevado a cabo sobre la autofagia se han realizado con roedores y levaduras, actualmente se están realizando más estudios para conocer cómo la autofagia afectará a las personas y todos los grandes beneficios para la salud que pueden surgir con este proceso.

¿Existe Alguna Relación Entre la Autofagia y la Apoptosis?

Primero, necesitamos entender qué es la apoptosis. La apoptosis es la muerte de las células que ocurre como un proceso normal y controlado del crecimiento o desarrollo del organismo. Los investigadores que analizan la autofagia consideran que este proceso es selectivo en relación a los residuos que eliminará el cuerpo. No hay pruebas claras de que la autofagia o la apoptosis controlen el otro proceso, pero algunos estudios indican que la autofagia es un mecanismo de muerte celular independiente de la apoptosis.

Una de las razones principales por las que existe interés en este tipo de relación es que muchos investigadores consideran que la autofagia puede ser un proceso que, cuando se usa correctamente, podría ayudar a tratar muchas enfermedades neurodegenerativas y el cáncer, gracias a la capacidad del proceso para modular la muerte celular. Es posible que la autofagia pueda actuar como un objetivo terapéutico, asegurando que se eliminen los materiales dañinos y protegiendo las células que se consideran saludables.

Si bien es necesario realizar más investigaciones para conocer qué tan acertado es el proceso y qué se puede hacer para hacerlo más efectivo, es posible que, en el futuro, podamos usar la autofagia para proteger todas las células sanas que no queremos desechar y destruir o eliminar todas las células dañadas o enfermas.

¿Cómo Inducir la Autofagia?

La tercera pregunta que debemos realizar en este punto es cómo inducir el proceso de autofagia. Sabemos que existen muchos beneficios, y en este momento, probablemente se esté preguntando qué debe hacer para inducirlo y obtener resultados sorprendentes.

La autofagia está activa en todas las células, pero se incrementa en respuesta al estrés o algún tipo de privación de nutrientes, como la inanición o el ayuno. Esto significa que puede elegir trabajar con factores estresantes saludables como el ejercicio o con una restricción calórica temporal, como el ayuno, para aumentar los procesos autofágicos. Ambas estrategias se han relacionado con excelentes beneficios, como la longevidad, el control del peso y la inhibición de muchas enfermedades asociadas con el envejecimiento.

Conozcamos algunos de los diferentes métodos que podemos utilizar para inducir la autofagia.

Practicar el ayuno

Cuando se trata de los hábitos de alimentación y estilo de vida que puede controlar, lo que puede hacer para activar la autofagia es practicar el ayuno. Incluso puede utilizar la estrategia dietética conocida como ayuno intermitente. El ayuno es un concepto muy simple. Aumentará su ventana de ayuno mientras disminuye su ventana de alimentación. Puede consumir líquidos, siempre y cuando no contengan calorías, para mantener su cuerpo hidratado y ayudarle a sobrellevar el ayuno.

Si no conoce el concepto del ayuno intermitente, lo analizaremos más adelante con mayor detalle. Sin embargo, el ayuno intermitente es un ayuno cíclico que implica comer con restricción de tiempo. Existen diferentes tipos de ayuno intermitente, todos efectivos; por lo que puede decidir el método que mejor se adapte a sus necesidades.

Entonces, es posible que se pregunte cuánto tiempo necesite ayunar para lograr la autofagia. Los estudios sugieren que debe ayunar entre uno o dos días para obtener los mayores beneficios. Sin embargo, esto implica un lapso de tiempo mayor y no siempre es lo más sencillo para algunas personas. Lo más recomendable, es realizar al menos un ayuno de 16 horas al comienzo y decidir si puede aumentar el lapso a partir de ese punto. Este tipo de ayuno puede también ayudar a promover la autofagia en todo el cuerpo.

Una manera fácil de realizar uno de estos ayunos es consumir solo una o dos comidas al día, en lugar de tres comidas y varios bocadillos. Si la hora de su cena termina a las siete de la noche, intente no comer nada hasta las once de la mañana o al mediodía del día siguiente, y omita el desayuno en el proceso. Lo anterior le permite entrar en un ayuno que promueva la autofagia, sin sentirse limitado en el transcurso.

Así mismo, puede optar por realizar un ayuno ocasional de dos o tres días por semana para que su cuerpo comience a adaptarse al ayuno. Si considera que el ayuno en días alternos funciona para usted, necesita restringir la cantidad de calorías durante los días de ayuno a cualquiera de las dos opciones o hacer una variación que permita 500 calorías. Luego, en los días en que no esté ayunando, asegúrese de seguir una dieta saludable y nutritiva para ayudar a inducir aún más la autofagia.

El ayuno de todo tipo puede ayudarle a obtener resultados al inducir la autofagia. Puede optar por practicar un ayuno líquido prolongado, con duración entre siete y diez días, donde únicamente deberá beber agua y evitar cualquier tipo de alimento. A veces, esto puede parecer complicado, y la mayoría de las personas optan por practicar el ayuno intermitente, que generalmente dura menos de 36 horas en total. Sin embargo, puede elegir el tipo de ayuno que más le agrade y posteriormente acoplarlo a su horario para implementar el proceso autofágico en su vida.

Considerar la dieta cetogénica

Otro método que puede utilizar para ayudar a promover el proceso de autofagia en su cuerpo, es considerar la posibilidad de seguir la dieta cetogénica. La dieta cetogénica es una dieta muy baja en carbohidratos y muy alta en grasas, proporciona algunos de los mismos resultados que el ayuno en el cuerpo, sin períodos prolongados de restricción de alimentación. La dieta ceto implica obtener alrededor del 75% de sus calorías diarias de grasas, y no más del 5% de los carbohidratos. El resto puede provenir de cantidades moderadas de proteína.

La razón por la que puede elegir este tipo de dieta es porque modifica el metabolismo en el cuerpo, lo que le obliga a dejar de usar la glucosa (que ya casi no está disponible ahora que está limitando su consumo), y hace que el cuerpo dependa de grasas saludables como energía. Esto puede ayudarle a acelerar el metabolismo, quemar grasa y eliminar el peso extra que se encuentra en su cuerpo y, por lo tanto, hacer que se sienta mejor.

¿Cuáles son algunos de los alimentos más beneficiosos que puede consumir cuando se pretende seguir la dieta cetogénica? Usted deberá seleccionar alimentos que sean enteros y altos en grasa, como nueces y semillas, aguacate, quesos fermentados, carne de res alimentada con pasto, manteca, mantequilla, huevos, aceite de oliva y carne con mayor contenido de grasa. Se pueden incluir verduras, especialmente las que contienen un alto contenido de fibra, siempre que el consumo de carbohidratos se mantenga lo más bajo posible.

En respuesta a la limitación de los carbohidratos, se formarán los cuerpos cetónicos, los cuales protegerán a diversos órganos y tejidos. Algunos estudios sugieren que este proceso de cetosis también causa la autofagia inducida por inanición, que puede ayudar al cuerpo de diferentes maneras.

Por ejemplo, en un estudio realizado en animales, algunos roedores fueron expuestos a la dieta cetogénica. En este estudio, la dieta ceto logró iniciar las vías autofágicas que redujeron una lesión cerebral, durante y después de las convulsiones. Sin duda, este es un área que requiere más tiempo e investigación en el futuro, pero puede demostrar cuán beneficiosa puede ser la dieta cetogénica cuando se desea inducir el proceso de autofagia en el cuerpo.

Ejercicio

Otro de los factores estresantes saludables que debe considerar al iniciar el proceso autofágico es el ejercicio. Investigaciones recientes demuestran cómo el ejercicio puede ayudar a inducir este proceso en varios órganos, especialmente los que están más involucrados en la regulación del metabolismo, como el tejido adiposo, el páncreas, el hígado y los músculos.

Si bien muchos beneficios vienen con el ejercicio, puede considerarse una forma de estrés, porque descompone tejidos en todo el cuerpo. Dichos tejidos deben repararse para que puedan volver a desarrollarse, más fuertes que antes. En la actualidad, los estudios no han demostrado cuánto ejercicio se necesita para iniciar o incrementar la autofagia. Sin embargo, se sugiere que realizar una rutina de ejercicio intenso puede ser lo más beneficioso para ayudarle a obtener resultados.

Al hablar del tejido muscular cardíaco y esquelético, puede bastar con solo 30 minutos de ejercicio para inducir la autofagia. Además, puede hacer ejercicio en el periodo de ayuno, lo que le ayudará a obtener mejores resultados durante el proceso.

Precauciones a Considerar de la Autofagia y el Ayuno

Existe mucho por descubrir sobre la autofagia y la mejor manera de inducirla o incluso incrementarla. Comenzar a inducir la autofagia al incorporar el ayuno y ejercicio regular en su rutina es a menudo un buen paso para comenzar. Ambos elementos, especialmente cuando se combinan, pueden proporcionar al cuerpo muchos beneficios, además de la autofagia.

Sin embargo, si está tomando ciertos medicamentos con la intención de ayudar a controlar diferentes afecciones de salud, es recomendable hablar con su médico antes de decidir comenzar un régimen de ayuno. Las personas que padecen diabetes o hipoglucemia y las mujeres embarazadas o que están amamantando, no deben ayunar. Cualquier persona que esté siendo atendida por una enfermedad, como el cáncer, debe asegurarse de consultar con su médico antes de iniciar el proceso.

Existen grandes beneficios para su salud al inducir el proceso de autofagia. Este es un proceso simple, que realmente puede marcar una diferencia en su salud y puede evitar diversas enfermedades comunes que parecen incrementarse a medida que envejecemos. Encontrar formas de inducir o potenciar este proceso, como ayunar, intentar dietas como la cetogénica o hacer ejercicio, puede ayudar a que el cuerpo se purifique y se sienta mejor.

Capítulo 2: ¿Cómo Funciona? – La Ciencia Detrás de lo que le Ocurrirá a su Cuerpo al Ayunar

Como se mencionó en el capítulo anterior, el ayuno puede ser una de las principales formas en que puede inducir el proceso autofágico, y también puede ser una excelente manera de potenciarlo. El ayuno permite al cuerpo entrar en un modo de inanición por un periodo determinado de tiempo, lo que indica al cuerpo que es hora de deshacerse de todas las partes dañadas y gastadas, para usarlas como energía en lugar de los alimentos que consumimos.

La siguiente pregunta es, ¿qué es lo que realmente le sucede a nuestro cuerpo cuando ayunamos? ¿Por qué es tan común el proceso de autofagia y funciona de manera tan eficiente para purificar el cuerpo, con solo restringir la alimentación? Analicemos algunas de las cosas que le sucederán a su cuerpo cuando decida incluir el ayuno en su vida, y por qué es tan eficaz para ayudarle a iniciar el proceso de autofagia.

Aproximadamente cuatro o cinco horas después de que haya terminado de comer, notará que los niveles de insulina en su cuerpo comenzarán a disminuir. Cuando estos niveles disminuyen, se presentan una serie de cambios hormonales, porque comenzamos a entrar en el estado de ayuno. El primer paso es que su cuerpo utilizará cualquier reserva de glucosa o glucógeno de fácil acceso para mantenerse en funcionamiento y brindarnos energía. Después de aproximadamente diez o doce horas, esas reservas se agotarán, y el cuerpo comenzará a buscar otra fuente de energía para mantenerse activo. A partir de ese momento, el cuerpo comenzará a depender de la grasa almacenada para mantenerse en marcha y lleno de energía.

El cambio de la glucosa a la grasa como la principal fuente de energía en el cuerpo es la clave para muchos de los beneficios para la salud que se obtienen con el ayuno. Deben transcurrir aproximadamente doce horas después de su última comida, antes de que el cuerpo pueda usar todas las reservas de glucosa que tiene, y antes de que comience a usar la grasa para obtener energía. Esta es la razón por la que debe considerar practicar un ayuno de 24 horas o más. Esto asegura que obtendrá al menos 12 horas de quema de grasa en el proceso. Por supuesto, la cantidad de energía que obtendrá del exceso de grasa corporal almacenada, puede variar en cada persona, y algunos de los factores de los que dependerá incluyen:

- Si su cuerpo es metabólicamente flexible o está adaptado a la grasa: esto significa si su cuerpo es apto para llevar a cabo la quema de grasa o no.
- La cantidad de glucógeno almacenada en el cuerpo: a menudo, esto dependerá de la cantidad de carbohidratos que haya ingerido en sus comidas y de la cantidad de glucógeno que los músculos y el hígado puedan contener.
- La velocidad para agotar las reservas de glucógeno: esto dependerá de lo activo que se mantenga durante los períodos de ayuno.
- Una vez que los niveles de insulina en todo el cuerpo hayan tenido el tiempo suficiente para disminuir de manera eficiente para que la grasa comience a liberarse de sus almacenes, entonces su cuerpo comenzará a quemar grasa en

lugar de glucosa, y puede obtener algunos de los beneficios del proceso.

¿Cuáles Cambios Ocurrirán en mi Cuerpo al Ayunar?

Ahora que hemos analizado los beneficios del ayuno, y lo importante que es para el cuerpo comenzar a utilizar la grasa corporal almacenada para obtener más energía, es momento de conocer algunas de las formas en que nuestro cuerpo cambiará cuando ayunemos de manera regular. Se sorprenderá de algunos de los cambios que pueden ocurrir a medida que el ayuno progresa. Algunos de los cambios más favorables incluyen:

- Los niveles de glucosa en la sangre disminuyen, lo que significa que los niveles de insulina también disminuirán. Las células detectan una disminución en estos niveles, y esto les obliga a detenerse en su fase de crecimiento para entrar en la fase de reparación.
- Evitará que los niveles de glucosa en la sangre disminuyan demasiado rápido con la ayuda del hígado. Cuando los niveles de glucosa en la sangre comiencen a bajar, el hígado trabajará para aumentar su propia producción de glucosa.
- A medida que los niveles de insulina continúen disminuyendo, las células desarrollarán una mayor sensibilidad a los efectos de la insulina. Esto significa que, con el tiempo, y con el método de ayuno correcto, es posible que pueda ver una disminución en su resistencia a la insulina y una mejora en los resultados de sus pruebas de tolerancia a la glucosa.
- Además, las disminuciones en los niveles de glucosa e insulina en la sangre serán aún mayores en aquellas personas que padecen diabetes.
- La secreción de glucagón fomentará la quema de grasa con el ayuno.

- Los cambios más significativos en los niveles de insulina y la quema de grasa a menudo ocurren entre las 18 y las 24 horas de ayuno. Esta es la razón por la que el ayuno más prolongado a veces puede ser una mejor opción, ya que los beneficios se multiplicarán.
- A medida que avanza el tiempo de ayuno, el hígado comenzará a producir cetonas a partir de la grasa corporal almacenada para proporcionarnos energía. Conforme el nivel de cetonas comienza a elevarse en la sangre, el cerebro puede absorber estas cetonas con su energía.
- Los niveles de leptina comenzarán a disminuir, alcanzando su mayor descenso después de 36 horas. Esto puede significar que pueda sentirse más hambriento durante el primer día del ayuno o un poco más, y posteriormente puede disminuir.
- Otro factor a tener en cuenta es que la actividad hormonal de la tiroides aumentará al inicio. Tras 24 a 36 horas, comenzará a disminuir. Esto irá acompañado de un aumento inicial en la tasa del metabolismo, y posteriormente habrá una disminución gradual.
- Los niveles de colesterol total y HDL o lipoproteína de alta densidad aumentarán durante el ayuno. Esto se debe a que la grasa se transportará alrededor del cuerpo como energía.
- La producción de la hormona del crecimiento aumentará durante este lapso, lo cual es una buena manera de estimular la quema de grasa y al mismo tiempo proteger los músculos, por lo que no se dañarán debido a la glucosa.
- Los niveles de factor de crecimiento similares a la insulina también comenzarán a disminuir.
- Algunos cambios en el cerebro producirán sustancias químicas que mejoran el crecimiento de los nervios y pueden generar una sensación de bienestar.

Estos son algunos de los cambios que puede notar en su cuerpo al ayunar. Los ayunos más prolongados tienen más probabilidades de obtener estos beneficios en mayor cantidad, porque el cuerpo tendrá más tiempo para conseguirlos. Sin embargo, algunos cambios no sucederán tan rápido o necesariamente en la medida de aquellos que son metabólicamente inflexibles o aquellos que padecen obesidad en comparación con aquellos que tienen más tolerancia y están más adaptados al ayuno. Algunas personas pueden necesitar algunos ayunos antes de que estos cambios sean instigados en su vida.

Conforme su cuerpo se adapte al ayuno, se beneficiará de todos los cambios que vienen con él. A continuación, analizaremos más sobre ello, donde aprenderá que el ayuno puede ayudar a: reducir la grasa en el cuerpo, reducir los problemas que pueden surgir con la resistencia a la insulina, lo que a su vez disminuye el riesgo de enfermedad cardíaca y diabetes, así como reducir la inflamación y los trastornos que vienen con ello, e incluso la inhibición del crecimiento celular, especialmente en células que podrían ser cancerosas.

Beneficios del Ayuno para la Salud

Cuando se trata de ayunar, una gran cantidad de beneficios pueden obtenerse al practicarlo. Algunas personas no aprovechan del todo los beneficios que se obtienen con solamente un ayuno breve, y tampoco la cantidad de beneficios que pueden obtener si deciden continuar por más tiempo. Conozcamos algunos de sus beneficios para la salud, y por qué el ayuno puede ser una de las mejores formas de ver los cambios que ocurren en su cuerpo.

Cambios en el funcionamiento de las hormonas y células

Al restringir el tiempo de alimentación, existen diferentes cambios que pueden sucederle a su cuerpo. Para empezar, el cuerpo puede iniciar importantes procesos de reparación celular (es decir, el proceso de autofagia) y puede aumentar los niveles hormonales para garantizar que sea más sencillo eliminar la grasa corporal almacenada. Entre los cambios que se presentarán en su cuerpo al ayunar y que se relacionan con este tema, incluyen:

- Expresión génica: cambios en moléculas y genes, especialmente los que son responsables de proteger contra enfermedades y ayudar a vivir más tiempo.
- Reparación celular: el cuerpo inducirá diferentes procesos de reparación a nivel celular. Esto puede incluir la eliminación de cualquier material que se considere desecho de las células.
- Niveles de crecimiento: los niveles de hormona de crecimiento que se encuentran en la sangre podrían aumentar hasta cinco veces más. Los niveles más altos de la hormona del crecimiento ayudan a ganar músculo y a quemar grasa, además de brindarle muchos otros beneficios.
- Niveles de insulina: descubrirá que, de manera rápida, los niveles de insulina en la sangre pueden disminuir de manera considerable, lo que facilitará la quema de grasa.

Pérdida de Peso

Uno de los beneficios de la autofagia, así como del ayuno, es la pérdida de peso. A menos que compense comiendo la cantidad de tiempo que restringió en su alimentación, es posible que pierda algo de peso. Existen diversas razones para esto. Por ejemplo, tener niveles más bajos de insulina y niveles más altos de la hormona de crecimiento, puede ayudarle a descomponer la grasa en el cuerpo más fácilmente, y usarla como energía. Debido a ello, el ayuno a corto plazo puede acelerar su metabolismo hasta en un 14%, haciendo que sea más fácil quemar una mayor cantidad de calorías.

El ayuno puede funcionar en ambos lados de esta ecuación calórica. Descubrirá que aumentará su tasa metabólica, lo que significa que aumenta la cantidad de calorías utilizadas. El ayuno puede ayudar al reducir la cantidad de alimentos que consume durante sus comidas, lo que puede reducir la cantidad de calorías que ingiere.

Reducir la inflamación y el estrés oxidativo en el cuerpo

Como muestran muchos estudios, el estrés oxidativo es en realidad uno de los factores principales que causan enfermedades crónicas y envejecimiento. Lo que sucede con esto es que las moléculas inestables, que reciben el nombre de radicales libres, entran en el cuerpo. Los radicales libres reaccionan con algunas otras moléculas importantes, como el ADN y las proteínas, causándoles daño.

Existen numerosos estudios que muestran cómo el ayuno intermitente puede ayudar al cuerpo a ser más resistente al estrés oxidativo. Además de esto, el ayuno puede ayudar a combatir la inflamación, que es otro problema para muchas enfermedades comunes asociadas con el envejecimiento y una mala alimentación.

Conservar la salud del corazón

Las enfermedades cardíacas son consideradas una de las principales causas de muerte en todo el mundo. Y debido a que existen muchos factores de riesgo que pueden causar enfermedades del corazón, no es de extrañar que debamos estar siempre atentos para asegurarnos de que nuestros corazones permanezcan fuertes y sanos.

Sabemos que existen diferentes factores de riesgo o indicadores de salud que se asocian con un aumento o una disminución del riesgo de desarrollar una enfermedad cardíaca. El ayuno ayuda a disminuir varios de los factores de riesgo. Algunas de las formas en que el ayuno puede ayudar es reduciendo la presión arterial y ayudando a disminuir los niveles de azúcar en la sangre, los triglicéridos, el colesterol LDL y los indicadores inflamatorios.

Lo anterior requiere mayor investigación. Mucha de la información sobre lo efectivo que puede ser el ayuno en nuestra salud cardíaca se basa en estudios en animales. Sin embargo, es lógico pensar que, si se apega a los protocolos de su método de ayuno, acelerará el metabolismo y quemará el exceso de grasa corporal, que se considera uno de los mayores factores de riesgo para las enfermedades cardíacas. Además, si añade una dieta saludable en su alimentación, notará una gran diferencia en su salud.

Ayuda en el proceso de reparación de las células

Al ayunar, las células del cuerpo iniciarán el proceso autofágico para eliminar todos sus desechos. Esto implicará que las células se descompongan y posteriormente se metabolicen, lo cual garantiza que todas las partes desgastadas y dañadas de las células se descompongan y después se eliminen del cuerpo para conservarlo más saludable. El aumento de la autofagia que ocurre en el cuerpo puede proteger contra muchos tipos de enfermedades, como el cáncer y el Alzheimer.

Cambios en la salud mental

Cualquier cambio que proporcione beneficios al cuerpo también proporcionará beneficios al cerebro. El ayuno mejora las funciones del metabolismo que también son importantes para la salud del cerebro. Esto podría incluir una reducción en el estrés oxidativo, en la cantidad de inflamación en el cuerpo e incluso en la resistencia a la insulina y los niveles de azúcar en la sangre.

Se han realizado diferentes estudios que demuestran cómo el ayuno intermitente puede aumentar el crecimiento de nuevas células nerviosas, lo que brindará una gran cantidad de beneficios para el buen funcionamiento del cerebro. Así mismo, aumentará el número de BDNF (factor neurotrófico derivado del cerebro). Cuando existe una deficiencia de dicho factor, podría ser causa de depresión y otros problemas mentales.

Ayudar a elevar la longevidad e incrementar la esperanza de vida

Uno de los mejores beneficios del ayuno es que puede ayudarlo a prolongar su longevidad si lo practica correctamente. Se han realizado diversos estudios que muestran cómo el ayuno en todas sus formas puede extender su vida de manera similar a lo que se ha visto con la restricción continua de calorías. Además, algunos de estos estudios mostraron que los efectos del ayuno fueron sorprendentes. De hecho, uno de estos estudios mostró que los roedores que ayunaban todos los días, podían vivir hasta un 83% más en comparación con los que no ayunaban en absoluto.

Si bien es necesario realizar más estudios acerca de esto, (es difícil medir la longevidad en los seres humanos debido a la variación en la esperanza de vida), el ayuno es definitivamente algo que se ha hecho popular entre los que favorecen el antienvejecimiento. Y dado el hecho de que existen muchos beneficios metabólicos del ayuno y de otros indicadores de salud, tiene sentido que el ayuno sea la herramienta adecuada para ayudarle a vivir una vida más saludable y prolongada.

El ayuno puede ayudar al cuerpo a eliminar gran parte de los desechos de su interior. Por lo tanto, puede ayudarnos a sentirnos más jóvenes y prevenir el envejecimiento, e incluso ayudar con la pérdida de peso, el funcionamiento del cerebro y mucho más. Cuando se trata de implementar el proceso de autofagia, algo que es una parte muy importante, el ayuno es uno de los mejores métodos para obtener resultados.

Consideraciones Especiales para Mujeres que Desean Ayunar

Ahora que hemos introducido el concepto del ayuno, es momento de explicar específicamente cómo puede funcionar el ayuno para las mujeres. Es importante que las mujeres entiendan que necesitan enfrentarse al ayuno de manera un poco diferente a los hombres. Algunas mujeres pueden usar cualquiera de los métodos de ayuno que enumeramos aquí sin ningún problema. Sin embargo, otras mujeres pueden descubrir que el ayuno es demasiado extremo, o necesitan practicarlo lentamente para verificar cómo reaccionan sus cuerpos, antes de practicarlo inmediatamente.

La mayoría de las mujeres experimentan algunos problemas al ayunar. Es posible que puedan notar que su metabolismo se hace más lento, problemas con su sistema reproductivo, disminución del período e incluso menopausia temprana. Por ello, es importante que las mujeres tomen algunas precauciones adicionales al implementar cualquier tipo de ayuno en su vida.

Para simplificarlo, algunos de los ayunos a largo plazo, pueden causar un desequilibrio hormonal en algunas mujeres, especialmente si no toman precauciones y no siguen el ayuno de manera adecuada. Las mujeres y sus hormonas parecen ser extremadamente sensibles, al menos más que los hombres, a cualquier señal de inanición en su cuerpo. Si el cuerpo se siente hambriento, comenzará a aumentar su propia producción de grelina y leptina, que son las hormonas del hambre.

Entonces, cuando las mujeres ayunan y comienzan a sentirse excesivamente hambrientas después de comer poco, están experimentando este proceso. Sus hormonas están aumentando, y esto provoca que tengan hambre: este es básicamente el cuerpo femenino que intenta proteger a un feto potencial, incluso si no está embarazada o no tiene planes de quedar embarazada en un futuro próximo.

Al continuar con el ayuno e intentar ignorar estas señales de hambre, en realidad solo las empeora. En ocasiones podemos fallar y arrepentirnos después, con la esperanza de que finalmente podamos hacerlo bien. Este ciclo es el que provoca que las hormonas se descontrolen y, si no se tiene precaución, puede provocar el cese de la ovulación en algunas mujeres.

En algunos estudios que se han realizado en animales, tras dos semanas de ayuno intermitente, los roedores hembra dejaron de tener sus ciclos menstruales y se produjo una contracción en los ovarios. Además, estas ratas hembras experimentaron un nivel de insomnio mayor en comparación con sus homólogos masculinos. Los machos tuvieron una menor producción de testosterona durante el ayuno, pero no experimentaron efectos tan drásticos como las hembras.

En este momento, no existen estudios que se hayan realizado para analizar las diferencias entre cómo afecta el ayuno a las mujeres y a los hombres, pero en los estudios en animales se observó que ayunar durante un periodo prolongado podría alterar el equilibrio hormonal en algunas hembras. Esto podría causar problemas como disminución de la fertilidad y puede generar otro tipo de trastornos de la alimentación, como comer de forma compulsiva, bulimia y anorexia.

Si el ayuno no se realiza de la manera correcta, puede ser complicado para el cuerpo asimilarlo, especialmente si no está familiarizado con ello, o si se inicia el proceso sin la preparación adecuada. Por lo tanto, si usted es una mujer y es la primera vez que realiza un ayuno, puede encontrarse con que realizar un método distinto, o un ayuno intermitente, funcionará mejor para usted. Esto ayuda al cuerpo a introducirse con facilidad en el régimen de ayuno, lo que puede ayudar en el proceso sin sentir hambre.

Con el ayuno intermitente, solo necesita ayunar algunos días a la semana, en lugar de tratar de hacerlo todos los días. Esta es una excelente manera de obtener sus beneficios sin alterar sus hormonas. Si puede practicar este tipo de ayuno sin ningún problema, puede aumentar la cantidad de tiempo, o la cantidad de días de ayuno. Este método es más sencillo y ayuda al cuerpo a adaptarse mejor al ayuno sin complicaciones.

No todas las mujeres necesitarán empezar con un ayuno intermitente, pero definitivamente puede ser una buena opción. De esta manera, hará que su cuerpo se adapte más fácilmente al régimen de ayuno sin complicaciones.

Las pautas del ayuno intermitente son simples de seguir, ya que los períodos de ayuno no son prolongados y puede disfrutar de algunos de sus beneficios. Algunas de las pautas que debe seguir en este tipo de método incluyen:

1. Elija dos o tres días no consecutivos para ayunar. Por ejemplo, puede elegir martes, jueves y sábado si desea realizarlo por tres días.
2. En los días de ayuno, puede realizar un poco de ejercicio, asegurándose de que sea algo simple y no demasiado extenuante. Por ejemplo, una caminata tranquila o yoga.
3. Para este tipo de ayuno, no es necesario prolongarlo durante mucho tiempo. De 12 a 16 horas suele ser suficiente para obtener los resultados deseados y para facilitar el proceso a su cuerpo.
4. En el resto de los días de la semana, continúe con una alimentación saludable. También puede practicar HIIT (entrenamiento en intervalos de alta intensidad) o entrenamiento de fuerza para ayudarle a mantenerse activo.
5. Beber mucha agua, especialmente durante el período de ayuno. Es recomendable tomar un poco de café o té, pero no debe agregar endulzantes o leche.
6. Después de dos o tres semanas, evalúe cómo se siente. Si siente que las cosas van bien y puede incrementarlo, continúe y agregue otro día de ayuno a su semana.
7. Una opción que puede intentar al realizar el ayuno intermitente es tomar entre cinco y ocho gramos de BCAA. Estos son conocidos como aminoácidos de cadena ramificada y tomar este suplemento aporta algunas calorías, pero no las suficientes como para intervenir con su ayuno. Esto proporcionará un poco de energía adicional a sus músculos para que pueda mantenerse fuerte, y además le ayudará a eliminar el cansancio y la sensación de hambre.

No todas las personas deberán practicar el ayuno intermitente. Si considera que alguna otra forma de ayuno es recomendable para usted, puede intentarlo. No existe una forma en particular cuando se trata de ayunar para obtener los beneficios de la autofagia, ya que existen diversos métodos para elegir.

Sin embargo, debido a que algunas mujeres son muy sensibles a los cambios en su alimentación y en el medio ambiente, no siempre es recomendable ayunar por completo. Esto puede alterar su sistema y hacer que sea difícil conservar el funcionamiento normal del cuerpo. Comenzar con un ayuno más sencillo, como el ayuno intermitente, puede asegurar que obtenga sus beneficios, sin tener que preocuparse por los efectos secundarios negativos que pueden surgir debido a la alteración hormonal.

Todas las personas pueden beneficiarse del ayuno. Ya sea que decida hacer lo posible para realizar un día de ayuno alternativo o si prefiere intentar con uno de los otros métodos de los que hablaremos más adelante, descubrirá que existen una gran cantidad de beneficios que puede obtener con esta estrategia de alimentación.

Capítulo 3: Mitos vs. Verdades – Conceptos Erróneos Comunes Acerca de la Autofagia y el Ayuno

Antes de aprender más acerca del ayuno y lo que implica este proceso, es importante disipar algunos de los mitos y conceptos erróneos que pueden surgir del ayuno y la autofagia. Estos conceptos harán que sea difícil convencer a algunas personas de que ayunar es recomendable para su salud. Hemos pasado años escuchando cómo necesitamos comer cada pocas horas y que omitir las comidas no es recomendable para la salud, cuando, en realidad, puede ayudar a acelerar nuestro metabolismo y el proceso de autofagia.

A continuación, hablaremos de algunos de los mitos más comunes que existen sobre el ayuno y la autofagia, y entenderemos por qué son tan recomendables para nuestra salud en general.

El Ayuno le Provocará Hambre

Un concepto erróneo que muchas personas consideran cuando se trata de ayunar es que el ayuno les hará sentir hambre. El modo de inanición es el período en el cuerpo en el que el metabolismo se detiene para conservar energía porque ha pasado tiempo sin alimentarse. Si el modo de inanición ocurre de manera frecuente, puede alterar el metabolismo y hacer que la pérdida de peso sea prácticamente imposible.

Sin embargo, en la mayoría de los casos, a menos que practique el ayuno prolongado de manera inmediata, puede obtener algunos beneficios sorprendentes, sin tener que preocuparse por sentirse hambriento. La mayoría de las investigaciones demuestran que se necesitan al menos 72 horas antes de que el modo de inanición se convierta en un problema para la mayoría de las personas. Debido a que la mayoría de las personas deciden practicar el ayuno intermitente, su metabolismo continuará activándose antes de que surjan estos problemas.

Incluso si practica el ayuno prolongado, siempre y cuando no esté ayunando todo el tiempo y siga una dieta saludable, no tendrá que preocuparse por sentir hambre. El hambre solo será un problema si decide ayunar por un periodo de tiempo prolongado, o si es demasiado estricto con sus pautas de ayuno. Por ejemplo, si realiza un ayuno de dos semanas cada mes y luego reduce su ingesta de calorías a 800 por el resto del mes, probablemente no le brinde al cuerpo los nutrientes que necesita. Si realiza un ayuno de 20 horas cada día, y posteriormente ingiere únicamente 500 calorías, es posible que pueda tener complicaciones.

Lo más importante a recordar acerca de la inanición es que el cuerpo necesita sentir que en realidad no tiene muchos nutrientes y que es probable que no obtenga esos nutrientes de manera rápida. Este proceso se lleva a cabo como una forma de lidiar con la falta de nutrientes. Si practica un ayuno razonable y se asegura de ingerir suficientes calorías cada día, o en general, con alimentos saludables y nutritivos, puede disfrutar del ayuno y experimentar el proceso autofágico, sin tener que preocuparse por sentir hambre.

El Ayuno le Hará Comer en Exceso y Disminuir los Efectos de la Autofagia

Una preocupación común que surge cuando hablamos de ayuno y autofagia es la idea de que una vez que haya finalizado el tiempo de ayuno, puede llegar a comer en exceso, anulando todos los beneficios. Si bien es cierto que se sentirá hambriento al concluir el ayuno, esto no significa que tenga que ceder a los antojos e impulsos.

Es entonces donde debe incluirse la planificación. Es posible que tenga voluntad suficiente para evitar comer en exceso, mantenerse saludable y obtener todos los beneficios del ayuno, pero al pasar un tiempo sin comer comenzará a sentirse hambriento. Cuando el periodo de alimentación comience nuevamente, se sentirá realmente hambriento, y su cuerpo anhelará alimentos dulces y poco saludables. Sin una adecuada planificación, es posible que pueda comer en exceso.

Lo anterior no significa que esté contrarrestando todos los beneficios de la autofagia que se produjeron durante ese tiempo. Sin embargo, es algo a lo que necesitará prestar atención. La planificación en su alimentación definitivamente puede ser la respuesta que está buscando si decide practicar el ayuno para ayudar con la pérdida de peso.

Al crear un plan de alimentación, considere añadir algunas calorías adicionales a la comida inicial o a la primera comida que realice después de terminar el ayuno. Y tal vez considere tener un "gusto" más saludable en ese momento. Al principio, va a sentir antojos y será difícil lidiar con ellos. Y a su vez, se sentirá hambriento. No ignore este hecho. En lugar de tratar de dividir las calorías de manera uniforme cuando tome tres comidas después del ayuno, incluya en la primera comida algunas calorías adicionales y reduzca un poco las otras. Esto le ayudará a comer un poco más y satisfacer esos antojos, al mismo tiempo que le ayudará a no sentirse limitado.

Ayunar es Malo para la Salud

Si leyó el capítulo anterior, es consciente de que el ayuno no es perjudicial para su salud. Hemos creído que el ayuno no es recomendable para nuestro cuerpo durante mucho tiempo. Suponemos que estaremos todo el tiempo hambrientos, que nos sentiremos débiles, que nuestro metabolismo se volverá lento y que será imposible perder peso.

Pero, ¿algo de lo anterior realmente tiene sentido? ¿Tiene sentido que nos sintamos hambrientos solo por omitir una o dos comidas? Nuestros antepasados no podían obtener comida fácilmente a su alrededor, y es posible que trascurrieran varios días sin que pudieran ingerir ningún alimento. ¿Significa esto que su metabolismo estaba en modo de inanición todo el tiempo?

¿Alguna vez ha estado enfermo y ha tenido que pasar unos días sin comer? Si solo padeció de un resfriado y no comió durante unos días, o si vomitó y no pudo contener nada en el estómago, todos nos hemos quedado sin comer durante ese tiempo. ¿Significaba que entramos en modo de inanición y nuestros metabolismos quedaron afectados?

Por supuesto no. Nuestro cuerpo está diseñado para soportar un poco de estrés, y saltarse una comida no representa un gran problema. Los estudios e investigaciones han demostrado que puede pasar hasta 72 horas sin alimentarse antes de que los efectos secundarios del modo de inanición se conviertan en un problema. Y mientras se asegure de que su dieta esté completa con alimentos saludables y nutritivos cuando ya no esté ayunando, es fácil agregar ayunos diarios, o algunas veces a la semana, como el ayuno intermitente.

Si puede agregar uno de los métodos de ayuno a su rutina, obtendrá una gran cantidad de beneficios. Su corazón estará más saludable, puede lograr perder peso, obtener claridad mental, mejorar su nivel de presión arterial, disminuir la resistencia a la insulina y la diabetes, y mucho más. Todo lo que necesita es ayunar ocasionalmente para inducir el proceso de autofagia.

El Ayuno y la Autofagia pueden Debilitar los Músculos

Los estudios que analizan el ayuno intermitente muestran que la creencia de pérdida muscular es errónea. El ayuno intermitente durante un período de 70 días observó una disminución en el peso corporal en un promedio de 6% en los participantes. Sin embargo, la masa magra de esos mismos individuos aumentó en un 11.4%. Pero en la masa corporal, que incluye músculo y hueso, no hubo ningún cambio en absoluto.

Además, se observaron mejoras considerables en los niveles de LDL (lipoproteínas de baja densidad) y de triglicéridos. La hormona de crecimiento aumentó, lo cual fue una pieza fundamental para ayudar a los participantes a conservar su masa muscular. Así mismo, algunos estudios demuestran que comer únicamente una comida por día dio como resultado una cantidad significativa de pérdida de grasa, incluso si esa comida incluía la misma cantidad de calorías que comer tres o más veces durante el día. Sin embargo, lo más importante es que no hubo ninguna evidencia de pérdida de masa muscular en absoluto.

Aprendamos más al respecto. Recientemente, una prueba aleatoria de ayuno versus una restricción calórica, desveló que realmente no había ninguna evidencia de que el músculo se debilitara durante el proceso de ayuno. Durante esa misma prueba, se le pidió al grupo de ayuno que siguiera el método de 36 horas cada dos días, también conocido como ayuno alterno. Esto representa una gran oportunidad para aquellos que desean comenzar a ayunar y obtener todos sus beneficios, pero que se sienten indecisos por la posible pérdida muscular que podrían tener.

De acuerdo con algunos expertos que no consideran los estudios anteriores, el ayuno quemaría 1/3 de una libra de músculo diariamente. El resultado es aproximadamente 1 libra de músculo por semana si realiza un ayuno intermitente. Esto significa que vería una reducción de 32 libras de músculo en un grupo que ayunó durante 32 semanas.

Sin embargo, la cantidad real que el grupo de ayuno perdió durante 32 semanas fue de aproximadamente 2.6 libras o 1.2 kg. Esto representó un poco de pérdida de peso muscular, pero al compararlo con los participantes que únicamente tuvieron una restricción de calorías, fue menor. Aquellos participantes que restringieron sus calorías perdieron 16 kg durante ese mismo período.

Tiene sentido que se pierda un poco de masa muscular al perder peso. Está perdiendo parte de la piel adicional y el tejido conectivo al mismo tiempo, pero el porcentaje de masa muscular aumenta alrededor del 22% al ayunar.

Como puede entender, el ayuno no reducirá en gran cantidad su masa muscular, tampoco hará que se sienta débil ni provocará problemas con su metabolismo por el resto de su vida por reducir su masa muscular. Si le preocupa la pequeña cantidad de masa muscular que se pierde (que es aún menor a la que tendría con una restricción de calorías), considere añadir un entrenamiento de fuerza o con pesas a su rutina.

Evitar Ejercitarse al Ayunar

Otro concepto erróneo es la idea de que no puede ejercitarse durante el ayuno. Si bien es cierto que es posible que tenga que realizar algunos ajustes en la forma en que realiza su entrenamiento en comparación con su rutina normal, esto no significa que no se le permita hacer ejercicio en absoluto.

Al ayunar, su cuerpo trabajará en reducir las reservas de glucógeno para comenzar a utilizar la grasa almacenada. Durante este proceso, puede sentirse un poco cansado y agotado, debido a que su cuerpo está acostumbrado a obtener el glucógeno de forma regular, y es una fuente de energía más sencilla de utilizar que la grasa almacenada.

Su cuerpo se sentirá débil y desgastado durante algunos días, y en ocasiones incluso durante más tiempo, a medida que se adapta al régimen de ayuno.

Debido a esto, es posible que deba realizar algunos cambios en la forma en que se ejercita. Ejercitarse justo al comienzo del ayuno puede ayudarle, ya que asegura que usted todavía tenga algo de glucosa en su cuerpo para darle energía. Cambiar a una rutina como el entrenamiento HIIT o el levantamiento de pesas puede ser una buena forma de ejercitarse correctamente, para desarrollar y mantener músculos fuertes y obtener mejores resultados con el ayuno y la autofagia.

La Autofagia Fatigará Su Cuerpo

Cuando se trata de la autofagia, es cierto que el cuerpo necesita someterse a un poco de estrés para que el proceso suceda. Esto es fundamental para asegurar que el cuerpo comience a desechar las células desgastadas y construir nuevas. Si esto no ocurre, ¿cómo habrá espacio para las nuevas células y tejidos?

Esto no significa que tengamos que esforzarnos demasiado. Ejercitarse intensamente durante seis o siete horas, o ayunar durante un mes consecutivo puede parecer una buena opción, pero en realidad existen métodos más efectivos y sencillos para inducir al cuerpo en este proceso.

El ejercicio simple, como un entrenamiento intenso de 30 minutos o el entrenamiento HIIT, puede ser suficiente para ayudarle a inducir la autofagia. Ayunar durante unos días, o incluso un ayuno de un solo día, puede ser suficiente para que el cuerpo comience con el proceso. Estos métodos son más sencillos de iniciar y mantener en comparación con las opciones más intensas. La autofagia necesita un poco de estrés para comenzar, pero eso no significa que tenga que sobre fatigarse para obtener sus resultados.

La autofagia puede ser beneficiosa para todo su cuerpo. De esta manera, hará que su cuerpo pueda funcionar correctamente al desechar todas las células, proteínas y tejidos desgastados, y que puedan reemplazarse por otros nuevos. Es un concepto simple, pero descubrirá que realmente puede marcar una gran diferencia en todo su cuerpo.

Capítulo 4: Dos Métodos de Ayuno Líquido

Ahora que hemos hablado acerca de los beneficios del ayuno, es momento de analizar los diferentes métodos de ayuno que tiene a su disposición. Existen dos tipos principales de ayuno: intermitente y prolongado.

Al hablar del ayuno intermitente, generalmente nos referimos al tipo de ayuno con duración de aproximadamente 24 horas o menos, y algunas veces un poco más. Estos son ayunos cortos que puede implementar en su rutina diaria y que aun así pueden proporcionarle los beneficios de la autofagia, sin tener que hacer grandes esfuerzos.

Cuando hablamos del ayuno prolongado, nos referimos a un ayuno con duración entre siete y diez días. Estos ayunos pueden representar un desafío mayor, ya que no debe ingerir alimentos y ningún tipo de calorías por lo menos durante siete días. Sin embargo, los beneficios que puede obtener de estos ayunos son sorprendentes y pueden garantizar que la autofagia tenga el tiempo necesario para llevarse a cabo.

¡Aprendamos más acerca de la manera en que funcionan estos dos estilos de ayuno para que pueda decidir cuál es el más adecuado para usted!

¿Qué es el Ayuno Intermitente?

El ayuno intermitente se ha convertido en una manera muy popular para ayudar a controlar la ingesta calórica y para perder peso, sin tener que contar las calorías y otras preocupaciones de las dietas tradicionales. Existen métodos diferentes que lo acompañan, lo que hace que sea más sencillo adaptarse rápidamente y encontrar el método que mejor se adapte a su estilo de vida.

Cuando se trata del ayuno intermitente, aprenderá cómo extender los períodos de ayuno durante el día y limitar la cantidad de tiempo en que puede alimentarse de un día a otro. Este proceso es muy sencillo. Mientras tenga consideración con los alimentos que consume y se apegue a su período de tiempo para alimentarse, descubrirá que es más fácil obtener sus beneficios para perder peso y mejorar su salud con este tipo de ayuno.

Existe una gran variedad de métodos diferentes que puede elegir para iniciar el ayuno intermitente. El método más común es el 16/8. Para practicar este método, limitará su alimentación a únicamente 8 horas al día, y posteriormente el resto del día puede ingerir solamente agua y otras bebidas sin calorías para mantenerse hidratado. El proceso es tan simple como terminar su cena, no comer bocadillos durante la noche y omitir el desayuno al día siguiente. Existen diferentes variaciones de este método, básicamente cambiando la cantidad de horas que puede comer y las horas que debe ayunar. El objetivo es hacer que el periodo de ayuno sea mayor que la ventana de alimentación.

Otro método similar al ayuno 16/8 es la dieta militar. En ella, únicamente puede beber agua y otras bebidas sin calorías durante veinte horas de la semana. Se permite consumir pequeñas cantidades de frutas y verduras durante el período de ayuno, pero mantenerlas por debajo de 200 calorías en total. Durante las últimas cuatro horas, puede comer una o dos comidas para ayudarle a obtener la nutrición que el cuerpo necesita para mantenerse saludable.

La dieta militar puede ser difícil de seguir, especialmente porque se trata de un régimen de ayuno que debe practicarse todos los días de la semana. Muchas personas comienzan con periodos cortos de ayuno y van aumentando de manera gradual, o simplemente implementan este período en su rutina de manera ocasional. Puede mezclar y combinar para encontrar el método que considere más adecuado para usted.

La dieta 5:2 es otra opción que funciona con el ayuno intermitente. Al optar por esta versión, elegirá dos días de la semana en los que ayunará. Estos pueden ser cualquier día, siempre que no sean consecutivos. Por ejemplo, ayunar el martes y el jueves puede funcionar adecuadamente para este tipo de ayuno. Durante esos dos días, debe mantener su ingesta calórica en no más de 500 para las mujeres y 600 para los hombres. Puede elegir cómo desea dividir las calorías en función de sus necesidades. Algunas personas dividen estas calorías en dos comidas diferentes, y otras prefieren esperar hasta el final del día y acumular todas las calorías al mismo tiempo para ayudarles a no irse a la cama con hambre. Durante los otros cinco días de la semana, deberá seguir una dieta saludable y llena de nutrientes para ayudar al cuerpo.

El ayuno en días alternos es también un método común. En este tipo de ayuno, deberá ayunar cada dos días. Algunos métodos implican tener un ayuno líquido completo, y otros en los que puede consumir hasta 500 calorías. A veces, estos métodos también pueden convertirse en un ayuno de 36 horas. Usted debe decidir si añadirá calorías o no, y posteriormente hacer una planificación de sus comidas, ya que este tipo de método de ayuno puede ser intenso.

El método de comer-ayunar-comer es también recomendable. Para ello, debe ayunar durante 24 horas. Es decir, comer normalmente un día, dejar de comer durante 24 horas y luego volver a comer de manera normal. Este tipo de ayuno no tiene que ser tan complicado como parece. Simplemente debe dejar de comer después de la cena una noche y esperar hasta la cena del día siguiente antes de volver a comer. Esto le daría un ayuno de 24 horas y todos los beneficios que lo acompañan.

También existe el ayuno intermitente del cual hablamos en un capítulo anterior. Esta es una buena manera de ajustar sus hábitos alimenticios y adaptarse al nuevo plan de alimentación. Es posible que el ayuno intermitente sea un poco diferente al plan de alimentación en el que se encuentra actualmente. La mayoría de los estadounidenses pasan la mayoría del tiempo comiendo. Comienzan su día desayunando, comen en el almuerzo y la cena, e ingieren algunos bocadillos en el transcurso del día. Pasar de comer todo esto a un periodo de alimentación más restringido puede ser difícil para cualquiera. El ayuno intermitente, así como otras opciones, lo ayudarán a lidiar con ello al practicarlo varias veces a la semana durante períodos más cortos para que pueda desarrollar alguno de los otros tipos de ayuno.

No existe necesariamente un plan de alimentación para el ayuno intermitente. Se le permite seguir la dieta de su preferencia cuando esté fuera de su periodo de ayuno. Lo que ocurre es que si no tiene cuidado con los alimentos que consume, entonces puede ganar peso y no obtendrá los resultados que desea, incluso si sigue este tipo de ayuno.

Mientras consuma comida saludable y nutritiva, se sorprenderá de los resultados que puede obtener con el ayuno intermitente. Si está buscando un método que pueda funcionar adecuadamente, y que muchas personas combinan con sus ayunos, entonces es posible que pueda incluir la dieta cetogénica en su plan de alimentación.

La dieta cetogénica es una dieta baja en carbohidratos, alta en grasas y moderada en proteínas. Puede ayudarle a sentirse pleno y satisfecho, lo que hace que los tiempos de ayuno sean más sencillos de manejar. Además, obliga al cuerpo a entrar en el proceso de cetosis más rápido que antes, intensificando los resultados que está tratando de obtener cuando se realiza un ayuno.

Todos los métodos de ayuno intermitente pueden ser muy efectivos. Algunos de los métodos que pueden considerarse un poco más sencillos van a mostrar resultados un poco más lentos, pero después no tendrá que lidiar con ellos. Algunos de los otros métodos que pueden representar un desafío más grande, como el ayuno alternativo de un día, le proporcionarán los beneficios aún más rápido.

Asegúrese de investigar a fondo el método de ayuno que desea seguir antes de comenzar. Cada uno de los métodos implica pautas a seguir ligeramente diferentes, y es importante que conozca las reglas que acompañan al ayuno elegido. La buena noticia es que estos métodos, a pesar de que tienen un periodo de ayuno más corto que los ayunos prolongados, aún pueden brindarle grandes beneficios para su salud y son más sencillos de mantener a largo plazo.

Muchas personas han decidido que el ayuno intermitente es la opción adecuada para ellos. En primer lugar, pueden obtener muchos de los mismos beneficios que pueden conseguir con el ayuno prolongado, y estos ayunos más cortos a menudo son mucho más fáciles de seguir. Si solo tiene que ayunar durante pocas horas diariamente, o realizar uno o dos ayunos durante todo el día de manera semanal, es mucho más sencillo de sobrellevar que tratar de ayunar durante una semana o más.

Así mismo, existen diversas opciones cuando se trata de iniciar un ayuno intermitente. Puede elegir el método que más le agrade y obtener todos sus beneficios. Algunos métodos son más fáciles de practicar que otros, lo que los hace perfectos para cualquier nivel. Si usted es principiante y se siente un poco nervioso al principio, entonces puede comenzar con un ayuno diario más corto e incrementarlo como desee. Si ha seguido una dieta durante algún tiempo, o si necesita curarse rápidamente de algunas afecciones graves de salud, es posible que desee considerar uno de los ayunos más prolongados, como el ayuno de 5:2 o el ayuno alternativo.

Incorporar el ayuno intermitente en su rutina puede ser realmente fácil. Incluso puede elegir un método determinado conforme a lo que funcione mejor para su horario. De esta manera, no tiene que preocuparse por tomarse un descanso del trabajo, porque la mayoría de estos ayunos no lo agotarán como lo haría el ayuno prolongado. Entonces, si tiene uno o dos días en el trabajo en los que esté realmente ocupado y apenas tenga tiempo para comer, considere practicar el método 5:2 y comer hasta el final del día, únicamente 500 calorías. Si apenas tiene tiempo para desayunar, considere practicar el ayuno de 16/8, y dejar de comer después de la cena y no desayunar por la mañana.

Es muy sencillo empezar con un ayuno intermitente, y existe una gran cantidad de opciones para ayudarle a mejorar su salud y sentirse increíble. ¡Solo tiene que decidir con qué método prefiere ayunar y luego comenzar!

¿Qué es el Ayuno Prolongado?

Otra forma de ayuno que puede probar es el ayuno prolongado. Si bien el ayuno intermitente por lo general no supera las 36 horas en la mayoría de los casos, aunque hay ocasiones en las que puede llegar hasta las 72 horas, este tipo de ayuno servirá para que usted pueda ayunar durante un período más prolongado. La mayoría de los ayunos líquidos prolongados serán entre siete y diez días dependiendo de los objetivos de la persona que los practica y de la cantidad de fuerza de voluntad y determinación que tenga. En algunos casos, el ayuno prolongado puede durar catorce días o un poco más, pero este tipo de ayuno generalmente se realiza bajo la supervisión de un profesional médico.

El ayuno puede proporcionarle claridad mental, aumentar su productividad e incluso prolongar su vida si se practica correctamente. Los dos beneficios principales vienen con el ayuno, y ambos pueden ayudar a que su cuerpo se cure y funcione mejor que antes. El primer beneficio es la autofagia, que hemos analizado a profundidad en esta guía, el cual es el proceso que ocurre naturalmente en el cuerpo donde se desechan las células desgastadas y se crean otras nuevas. El segundo beneficio principal del ayuno es la cetosis, que es el proceso cuando el cuerpo comienza a utilizar sus reservas de grasa natural para ayudarle a mantenerse energizado.

Pasar de siete a diez días sin comer y únicamente beber líquidos puede parecer un poco complicado, pero esta es la práctica que se conoce como ayuno prolongado y se ha vuelto muy popular. Es un método que le ayudará a ponerse a prueba, pero las recompensas definitivamente valen la pena por todo el esfuerzo. Incluso existe una gran variedad de aparatos y otros dispositivos tecnológicos que puede probar para monitorear sus signos vitales y asegurarse de que todo marcha bien.

El ayuno prolongado es un poco diferente al ayuno intermitente, pero puede proporcionarle muchos de los mismos beneficios que ya conoce si alguna vez realizó ese tipo de ayuno. Derivados del ayuno intermitente, han surgido diversos métodos que también se consideran ayunos. Puede intentar alguno que consista en ayunar unos días a la semana, siempre y cuando no sean consecutivos. Otros donde no deberá comer nada después de la cena y no desayunar al día siguiente. Las investigaciones han demostrado que para la mayoría de las personas que siguen este tipo de patrones de alimentación, pueden surgir diversos beneficios para la salud.

Sin embargo, el ayuno prolongado es un poco diferente. Técnicamente, el ayuno prolongado es aquel que dura más de 24 horas, pero debido a que algunos de los métodos de ayuno intermitente se incluyen en este tipo de categoría, se ha ampliado para cubrir un ayuno que generalmente dura entre una semana y diez días. Este tipo de ayuno funciona de manera similar y le brindará algunos de los mismos beneficios que el ayuno intermitente, pero pertenece a una categoría diferente, porque se considera mucho más intenso en comparación con los otros métodos de ayuno que hemos analizado anteriormente.

En lugar de omitir una comida por día, el ayuno prolongado elimina el alimento sólido por completo hasta por una semana. Muchas personas optan por practicar el ayuno prolongado para ayudarles a perder peso, pero este puede no ser el objetivo que busca la mayoría. A algunas les favorece la claridad mental que pueden obtener con el ayuno prolongado, y otras desean una solución rápida para ayudarles a lidiar con sus principales problemas de salud.

Si está buscando perder peso, mejorar su concentración y enfoque, y alcanzar un nivel óptimo de salud, el ayuno prolongado puede ser la opción adecuada para usted. El ayuno líquido puede ayudarle a sentirse hidratado y proporcionarle grandes beneficios. Muchas personas han recurrido a un ayuno líquido prolongado para mejorar su nivel de presión arterial, reducir su peso, ayudar con la sensibilidad a la insulina y mucho más.

Es común ver que la mayoría de las personas que practican el ayuno prolongado sean hombres, pero también existe una cantidad significativa de mujeres que deciden seguir este método. También existen diferentes métodos que puede seguir, y algunas personas deciden desarrollarlos, tal vez comenzando con algunos de los diferentes métodos de ayuno intermitente hasta que puedan aumentar y lograr ayunos de más de una semana.

No hay duda de que cualquier tipo de ayuno, ya sea durante un día, una semana o incluso más, puede provocar algunos efectos secundarios negativos, especialmente para alguien que es principiante. Es muy probable que se sienta hambriento durante ese periodo, porque su estómago no estará recibiendo alimentos. Sin embargo, si puede mantenerse hidratado y encontrar formas de distraerse (además de relajarse cuando sea necesario), algunos de estos problemas pasarán desapercibidos. Otros efectos secundarios comunes que pueden surgir incluyen dolores de cabeza, problemas para dormir, acidez estomacal, irritabilidad y lagunas mentales. Incluso aquellos que practican este tipo de ayuno concuerdan que puede ser complicado adaptarse a él.

Será difícil comenzar con el ayuno prolongado, pero si sigue una dieta saludable, antes y después del ayuno, todavía puede proporcionarle a su cuerpo los nutrientes que necesita, y obtener todos los beneficios de este tipo de ayuno. Una vez que haya realizado el ayuno un par de veces, se adaptará y muchos de los efectos secundarios comenzarán a disiparse y a reducir las molestias. Deberá asegurarse de tomar algunos descansos entre ayunos de una semana, para brindarle a su cuerpo el tiempo suficiente para que pueda abastecerse de nutrientes saludables y recuperarse de la autofagia.

Para su primer ayuno prolongado, puede ser mejor atenerse a un límite de tiempo que es de cinco a siete días. Puede expandir este periodo si decide que esta es la opción más adecuada para usted. Sin embargo, si no está acostumbrado al ayuno, puede ser complicado extender la duración las primeras veces.

Si decide que el ayuno líquido prolongado es la opción correcta para usted, entonces es el momento de comenzar. Para que esto funcione, debe seleccionar el día y el período de tiempo que desea practicarlo. Tiene la opción de, al menos durante los primeros ayunos, elegir hacerlo solo en sus días libres, o en los días que pueda tomarse libres. Al principio, se sentirá un poco cansado y agotado. Si bien estas molestias se desvanecerán después de algunos días, es recomendable darle tiempo a su cuerpo para que descanse y se relaje mientras se ajusta al nuevo régimen de ayuno.

Así mismo, deberá asegurarse de mantenerse hidratado al practicar este tipo de ayuno. Muchas personas olvidan que, aunque no estén comiendo, necesitan tomarse el tiempo para beber suficiente agua para mantenerse hidratados. Recuerde que no solo necesita beber la cantidad necesaria antes del ayuno, sino que también estará perdiendo aproximadamente el 20% del agua diaria que obtiene de los alimentos que consume habitualmente, así que tenga esto en cuenta. Algunos de los efectos secundarios más severos ocurren porque no se está hidratando lo suficiente, así que deberá asegurarse de prevenir este problema desde el principio.

Durante este periodo, puede encontrar diferentes maneras de distraerse. El hambre y la sensación de falta de comida empeorarán si se permite sentarse y solo se concentra en eso. Considere buscar libros para leer, salir con algunos amigos y hacer actividades que no estén relacionadas con la comida: salga a caminar o disfrute de sus programas favoritos. Intente mantenerse ocupado. Incluso puede descubrir, al igual que otras personas que practican el ayuno prolongado, que es altamente recomendable estar en movimiento y que puede ayudarle a hacer las cosas de manera más productiva.

Procure escuchar a su cuerpo durante este tiempo. Algunas personas pueden ayunar durante siete días y sentirse bien, aunque pueden sentir un poco de hambre al final. Sin embargo, otros pueden llegar al día cuatro o cinco y comenzar a sentirse mal. Puede que no estén bebiendo suficiente agua o lidiando con una complicación grave. Si siente que algo está mal, no dude en visitar a su médico de inmediato.

Si bien existen algunos riesgos por practicar el ayuno prolongado, y estos riesgos pueden ser realmente importantes y deben ser tenidos en cuenta si se trata de ciertas afecciones médicas, la mayoría de las personas han decidido que los beneficios valen la pena. Lo más importante a considerar durante este tipo de ayuno, son sus propias afecciones. Y si decide practicarlo únicamente con el objetivo de perder peso rápidamente, entonces es probable que el peso regrese. Si lo utiliza como una forma de mejorar su salud en general y sentirse mejor, puede ser una buena opción para continuar.

También debe tener precaución con los diferentes problemas de salud que pueden surgir. Si bien el ayuno puede ser muy beneficioso para el cuerpo, tener períodos prolongados en los que no está obteniendo suficientes calorías puede ser complicado para su cuerpo. Las mujeres, en particular, deben tener cuidado con la manera en que podría alterar sus hormonas, causar insomnio, provocar lagunas mentales y aumentar la ansiedad. Agregue a esto que, en algunos casos, el ayuno prolongado puede causar una reducción en la fertilidad, y es importante tomar precauciones al realizar este tipo de ayuno.

Para aquellos que padecen ciertas afecciones médicas, o que tienen dudas del funcionamiento del ayuno y desean tener un cuidado especial, lo mejor es realizar este tipo de ayuno bajo la supervisión de un profesional médico. Mientras no intente concebir, y no esté amamantando o embarazada, estos ayunos pueden ser muy recomendables. Además, las personas que padecen diabetes y son dependientes de la insulina, fatiga suprarrenal y problemas de tiroides, pueden considerar que un profesional médico los supervise durante el ayuno.

Cuando se trata de inducir el proceso de autofagia, descubrirá que estos dos métodos de ayuno pueden ser muy efectivos y proporcionarle grandes beneficios en el proceso. Algunos prefieren los ayunos prolongados porque brindan la mayoría de los beneficios en un período de tiempo más corto y pueden proporcionar bienestar. Otros pueden considerar que el ayuno prolongado es complicado de practicar, y prefieren beneficiarse con los ayunos de menor duración como el ayuno intermitente.

Capítulo 5: Importante a Tener en Cuenta – Puntos a Considerar al Iniciar el Ayuno

En este punto, es posible que esté listo para comenzar con su ayuno. Existen muchos beneficios, y el ayuno es una de las mejores y más rápidas maneras para inducir el proceso de autofagia. Ya conoce los beneficios, está entusiasmado por comenzar y está listo para aprovechar al máximo el ayuno y todo lo que tiene que ofrecer.

Sin embargo, existen algunos aspectos que debe tener en cuenta para poder aprovechar al máximo este tipo de régimen de alimentación.

Efectos Secundarios Negativos

Una gran cantidad de beneficios pueden obtenerse con el ayuno, y ya hemos mencionado algunos de ellos en esta guía. Sin embargo, existen algunos efectos secundarios que pueden ocurrir cuando comienza a ayunar por primera vez. Estos son bastante leves y la mayoría desaparecerá cuando su cuerpo se acostumbre a ayunar en unas pocas semanas. Algunos de los efectos secundarios negativos que debe tener en cuenta al comenzar con cualquier tipo de ayuno incluyen:

Hambre y Antojos

Puede que esto no parezca un gran problema, pero al empezar con el ayuno y llegar al final, su hambre y antojos se incrementarán y serán lo único en lo que piense al ayunar.

Por supuesto, al finalizar el ayuno, se sentirá hambriento. Ha pasado mucho tiempo sin comer nada. Su estómago estará vacío y el cuerpo le pedirá algo de comida para recuperarse. La única manera de lidiar con el hambre es comiendo algo. Tan pronto como termine el ayuno, puede comer, y este efecto secundario disminuirá. Después de un tiempo, el cuerpo podrá adaptarse al ayuno, y usted no se sentirá hambriento. Hasta que llegue ese momento, intente encontrar algunas maneras de distraerse y no enfocarse en la sensación de hambre.

También puede notar que tiene muchos antojos al estar en el periodo de ayuno. Su cuerpo intenta recuperar esa glucosa, por lo que, si no tiene cuidado al terminar el ayuno, puede ceder a esos antojos y comer más de lo normal.

Está bien ceder a esos antojos en ocasiones, especialmente justo después de que se realice el ayuno. Esto le ayudará a satisfacer el antojo en lugar de ignorarlo y le hará sentirse menos limitado. Únicamente deberá asegurarse de trabajar en un plan de alimentación e incluir ese antojo en la primera comida, en lugar de permitirse cumplir con todos los antojos. Esto le ayudará a mantenerse dentro de sus recomendaciones de ingesta de calorías y hará que sea más fácil obtener los resultados que desea sin exagerar.

Acidez estomacal e hinchazón

Su estómago continuará produciendo algunos ácidos, incluso cuando deje de comer, y este ácido tiene un papel muy importante para ayudarle a digerir los alimentos. En una dieta tradicional, a menudo tiene que comer cada pocas horas o más. Esto hace que el cuerpo adquiera el hábito de producir ácido cada pocas horas para digerir los alimentos. Sin embargo, al ayunar, esos ácidos siguen ahí, se producen, aunque no haya ningún alimento en su estómago que digerir. Debido a esto, es común que experimente acidez estomacal.

La acidez estomacal puede variar desde sentir un poco de incomodidad hasta eructar durante todo el día o incluso sentir dolor intenso. El tiempo va a ayudar a disminuir esa sensación. A medida que pase más tiempo ayunando, el cuerpo regulará la producción del ácido y después desaparecerá. Debe asegurase de beber suficiente agua durante el ayuno, y puede recostarse un poco elevado antes de dormir. Y posteriormente, al llegar la hora de comer después del ayuno, no ingiera alimentos grasientos o picantes que empeoren la acidez. Si este síntoma prevalece, es recomendable que consulte con su médico al respecto.

Escalofríos

Este problema se presenta con menos frecuencia que otros, pero algunas personas pueden sentir frío. Esto podría deberse a que el sistema digestivo se ralentiza durante el ayuno por no tener ningún alimento que digerir en el estómago. Como resultado, el cuerpo no liberará calor. Asegúrese de mantenerse abrigado y tenga algunas mantas a mano para no sentir demasiado frío durante este tiempo.

Dolor de cabeza

Al principio, algunas personas pueden sentir dolores de cabeza, que pueden ser ocasionados por falta de alimento o falta de energía. A veces incluso puede ser por no beber suficiente agua. Si siente que estos dolores de cabeza se están convirtiendo en un gran problema, necesita sentarse, relajarse y asegurarse de que está bebiendo suficiente agua, ya que la deshidratación es una de las principales causas del dolor de cabeza.

Poca energía

Una queja común que surge en las personas que comienzan a ayunar es que se sienten con poca energía. Es posible que se sienta un poco aletargado y cansado la primera vez que ayuna, y esto puede hacer que sea complicado tener motivación para mantenerse ocupado. También puede hacer que sea más difícil mantener el tipo de ayuno que desea y obtener resultados.

Existe una razón para que esto suceda. Ya mencionamos esto un poco antes, pero, básicamente, el cuerpo está acostumbrado a depender de la glucosa, de los carbohidratos y azúcares que consumimos en nuestra dieta como fuente de energía. La glucosa es realmente fácil de obtener en el cuerpo, y las células no tienen que hacer trabajo extra para convertirla en energía. Puede ser fácil obtenerla, pero la glucosa es una fuente de energía muy ineficiente.

En muchos casos, no se utiliza del todo. Es posible que todavía sintamos hambre porque la glucosa estará en el torrente sanguíneo y no en el estómago, y todavía no se agotará. Esta glucosa adicional se almacena en el cuerpo como exceso de grasa y puede acumularse en todo el cuerpo. Terminamos en un círculo vicioso de consumir más y más glucosa que no necesitamos, pero que el cuerpo necesita usar como energía.

Cuando se realiza un ayuno, especialmente prolongado, el cuerpo tiene que aprender a utilizar algo que no sea glucosa para obtener energía. Durante las primeras doce horas, dependerá de la glucosa para mantenerse sano y fuerte. Sin embargo, si su ayuno dura más que eso, el cuerpo tiene que buscar otra fuente de energía. Esto puede llevarle algo de tiempo y, mientras tanto, se sentirá cansado y con poca energía.

Después de un tiempo, el cuerpo se adaptará al uso directo de la grasa para mantenerse energizado, y el proceso no llevará mucho tiempo. Es posible que descubra que tiene más energía de la habitual cuando esto sucede. Hasta ese momento, debe recordar mantenerse hidratado y tomarse un tiempo para descansar para que pueda continuar con el ayuno y obtener todos los beneficios que lo acompañan.

Comer en exceso

Después de ayunar, es normal sentirse hambriento. Todos los métodos de ayuno le harán sentir hambre. Pasar todo ese tiempo sin comer puede ser saludable y le brindará algunos de los beneficios de salud de los que hemos hablado anteriormente, pero aun así le hará sentir hambre al finalizar. Debido a esto, es muy importante que seleccione cuidadosamente lo que come después del ayuno.

A medida que llegue al final del ayuno prolongado, sentirá más hambre de lo normal y tendrá muchos antojos con los que tendrá que lidiar. Esto es completamente normal, pero si no tiene cuidado, terminará por comer en exceso y sentirse incómodo. Piénselo de esta manera, sí, tiene hambre, pero su estómago ha estado vacío durante mucho tiempo. Si simplemente ingiere toda la comida posible al concluir el periodo de ayuno, esto causará una serie de problemas.

El primer problema que puede surgir es sentirse incómodamente satisfecho. Puede ser complicado evitar comer demasiado porque, al comer rápido, el estómago no puede indicar al cerebro de manera rápida que ya está satisfecho. Esto puede generar dolor en el estómago y sentir molestias en general. Además, al comer rápido, es fácil ingerir demasiadas calorías. Parte de los beneficios de ayunar es que puede ayudarle a restringir su ingesta de calorías y así ayudarle a perder peso. Si come en exceso, todo el esfuerzo habrá sido en vano.

Es normal sentir hambre al ayunar, y probablemente deseará comer muchos alimentos que sean reconfortantes, con gran cantidad de azúcares y carbohidratos. La mejor manera de sobrellevar el final del ayuno y asegurarse de no comer en exceso es hacer un plan de alimentación. Antes de volver a ayunar, puede planificar su comida. Esto le permite considerar qué comerá antes y después del ayuno, y así tomar decisiones más razonables al ayunar.

Dificultad para pensar

Al principio, puede sentir que existe una niebla alrededor de su cerebro. La niebla cerebral se describe como una sensación de sentirse aletargado, es bastante común al comenzar a ayunar mientras su cuerpo se adapta. La buena noticia es que a medida que se adapte al ayuno y tenga oportunidad de permitir al cuerpo encontrar una nueva fuente de energía adicional a la glucosa, entonces la niebla cerebral desaparecerá. De hecho, algunos estudios demuestran que implementar el ayuno en su rutina puede mejorar el funcionamiento del cerebro.

Si bien existen algunos efectos secundarios negativos que pueden ocurrir cuando se realiza el ayuno, ya sea intermitente o prolongado, la mayoría de estos serán a corto plazo. No tendrá que preocuparse por lidiar con esos efectos durante mucho tiempo, y si puede soportar una semana o un poco más (para los ayunos a corto plazo), podrá obtener resultados sorprendentes y estos efectos desaparecerán.

¿Durante Cuánto Tiempo Debería Ayunar?

Lo siguiente a considerar es la duración del ayuno. Esto puede depender de una serie de factores. Debe considerar los problemas de salud que está tratando, su dieta anterior, o si desea implementar esto en su rutina de salud, entre otras cosas.

Primero, debemos considerar la condición de salud que desea mejorar con el ayuno. Si solo desea mejorar su estado de salud en general, es recomendable utilizar uno de los métodos de ayuno intermitente. Puede practicar fácilmente este tipo de ayuno de manera regular, elegir un ayuno diario o realizar uno que sea un poco más prolongado una o dos veces por semana y aun así obtener todos sus beneficios. Sin embargo, si tiene un problema de salud importante que necesita una mejora más rápida y desea obtener una ventaja inicial, la mejor opción es practicar el ayuno prolongado entre siete y diez días.

Este tipo de ayuno puede ser increíblemente efectivo cuando se trata de problemas como la presión arterial alta. Los estudios han demostrado que los pacientes con presión arterial que se consideraba alta pudieron reducir su presión drásticamente en un ayuno de siete días. Los que tenían presión arterial más alta pudieron ver cambios aún más notorios. Estos cambios pueden ocurrir con el ayuno intermitente, pero no de manera inmediata. Para las personas que tienen niveles de presión sanguínea elevados, puede ser el momento de considerar el ayuno para regular esos niveles.

Además, debe considerar la gravedad de su condición de salud. Para algunas situaciones en particular, puede que el ayuno no sea recomendable. Esto podría empeorar la situación. Eso no significa que los ayunos más cortos como el ayuno intermitente no sean recomendables para usted.

Lo siguiente a considerar es la dieta que usted llevaba antes de comenzar el ayuno. Para aquellos que siguen una dieta estadounidense tradicional, puede ser difícil cambiar directamente a un ayuno de diez días. El cuerpo está acostumbrado a tener un suministro constante de alimentos y glucosa a su disposición, detener eso repentinamente puede ser un gran desafío y provocar una mayor cantidad de efectos secundarios negativos. Puede ser más sencillo comenzar con un ayuno de un día varias veces a la semana, o un ayuno diario corto, para ayudarle a adaptarse.

Esto no significa que no pueda practicar un ayuno más prolongado, independientemente de cómo fuera su dieta anterior. Sin embargo, la mayoría de las personas encuentran que pasar de un estilo de vida de excesos a uno que no tiene nada en absoluto durante tanto tiempo puede ser difícil. Comenzar lentamente, y luego aumentar el tiempo de ayuno, puede marcar toda la diferencia en la manera en cómo mejorará su salud.

¿Qué Sucede Si Tengo Una Condición Médica Delicada?

Si bien el ayuno puede ser muy beneficioso para la mayoría de las personas y puede brindarles excelentes beneficios para su salud, algunas afecciones médicas no son adecuadas cuando se trata de este tipo de método de ayuno. Dependiendo de las condiciones de salud que padezca, puede ser mejor evitar el ayuno por completo, evitar algunos de los ayunos prolongados o al menos ayunar con la ayuda y supervisión de su médico.

La primera condición que debe tener en cuenta es la diabetes con resistencia a la insulina. Si bien algunos de los síntomas de la diabetes pueden disminuir con el ayuno, especialmente los ayunos a corto plazo, es posible que no sea recomendable realizar un ayuno prolongado sin la supervisión de su médico. No deberá pasar tanto tiempo sin comer cuando su cuerpo necesite de nutrientes para funcionar. Si decide ayunar para mejorar su diabetes, comience con un ayuno a corto plazo para comprobar su reacción.

Otro grupo que debe tener cuidado con el ayuno es el de aquellos que tienen problemas de tiroides. Su glándula tiroides puede estar a cargo de muchas hormonas en el cuerpo. Y el ayuno puede causar algunos problemas en los niveles hormonales. En algunos casos, si el ayuno no se controla adecuadamente y el problema de la tiroides es suficientemente grave, podría causar daño.

Las mujeres embarazadas, que planean quedar embarazadas pronto o que están amamantando nunca deben seguir este tipo de ayunos. Sí, es posible que omita algunas comidas si está embarazada y sienta náuseas matutinas. Sin embargo, no debería practicar ningún tiempo de ayuno planeado durante ninguna de estas etapas de su vida. Las mujeres en estas condiciones deben proporcionar a su cuerpo un suministro constante de nutrientes, y esto simplemente no será posible al ayunar.

Si está preocupado por la forma en que el ayuno le afectará a usted y a su condición de salud, además de preocuparse por estar hambriento, es importante consultar con su médico antes de comenzar con el proceso de ayuno. Esto le permite tener la oportunidad de hablar sobre el ayuno con su médico, formular cualquier pregunta que tenga y asegurarse de que comprende completamente el método que está eligiendo antes de comenzar.

Capítulo 6: Si el Ayuno No es Recomendable para Usted – Cómo Inducir la Autofagia sin Ayunar

Hemos aprendido acerca de los grandes beneficios del proceso autofágico. Este proceso le permite a su cuerpo limpiar gran parte de los desechos que de otra manera no se desecharían, reducir la inflamación, prevenir la mayoría de las enfermedades comunes y el envejecimiento, y ayudar a nuestro cuerpo a sentirse mejor. La manera principal en que puede inducir la autofagia es con la ayuda del ayuno, como hemos comentado anteriormente en esta guía.

Sin embargo, para algunas personas el ayuno no es una opción recomendable. Tal vez lo hayan probado durante algún tiempo y no puedan continuar, así que necesitan intentarlo con otro método. Tal vez los métodos de ayuno no sean adecuados en función de su historial médico. Para otros, el ayuno puede funcionar, pero desean probar algo más a parte para obtener resultados más favorables.

La buena noticia es que existen diferentes métodos que puede seguir para ayudar a inducir el proceso autofágico. Ya sea que lo intente al mismo tiempo que el ayuno, o por sí solo, puede inducir la autofagia y ayudarle a obtener todos los grandes beneficios para su salud. Conozcamos algunos de los métodos alternativos para inducir la autofagia que puede considerar para mejorar su salud y estilo de vida.

Ejercicio

El estadounidense promedio pasa mucho tiempo sentado en casa, en su trabajo o haciendo otras cosas durante el día. No se mueven todo lo que deberían, y se sienten cansados y fatigados todo el tiempo. Sin embargo, otro problema que puede surgir cuando no hace ejercicio es que no está permitiendo que el cuerpo se limpie por sí mismo a través de los procesos naturales que conlleva la actividad física.

Es posible que el ejercicio sea suficiente para inducir la autofagia, especialmente cuando realiza un entrenamiento más intenso al menos unas veces a la semana. Esto se debe a que, al igual que el ejercicio, la autofagia responderá al estrés en el cuerpo, y el ejercicio funcionará creando un poco de daño a los tejidos y músculos. Estos daños son pequeños y no son tan importantes, pero son una parte natural del proceso de desintoxicación que viene con la autofagia.

El daño que ocurre puede ser natural, pero, posteriormente, el cuerpo reparará estos pequeños daños. Esto ayudará a limpiar el cuerpo y puede garantizar que se vuelva más delgado y fuerte en el proceso. Incluso pequeños períodos de ejercicio unas cuantas veces a la semana pueden ser suficientes para activar este proceso.

Además, las investigaciones demuestran que el ejercicio ayuda a aumentar la cantidad de flujo sanguíneo y vasodilatación que se produce en todo el cuerpo. Este aumento en el flujo sanguíneo puede hacernos sentir mejor, y acelerar el proceso de limpieza.

Un estudio que se realizó en roedores involucró sustancias animales que hicieron de sus autofagosomas un color verde brillante. Estas son las estructuras que rodean los desechos de las células o las otras partes que el cuerpo va a reciclar. Se descubrió que cuando los roedores corrían en la cinta durante al menos 30 minutos, la cantidad de color verde brillante terminaba aumentando.

Esta velocidad pareció seguir aumentando hasta que los roedores alcanzaron aproximadamente 90 minutos de carrera. Esto significa que lograron demoler sus células simplemente corriendo y haciendo algo de cardio. Definitivamente, el ejercicio puede ser una forma rápida para que el cuerpo produzca la autofagia por sí mismo y le haga sentir mejor en un corto período de tiempo.

La buena noticia es que cualquier tipo de ejercicio puede ser eficiente. No tiene que pasar horas en la máquina para inducir la autofagia. Cualquier tipo de entrenamiento que sea un poco más alto en intensidad y que pueda aumentar su ritmo cardíaco, lo ayudará con este proceso. Deberá realizar entre 20 y 30 minutos de este tipo de ejercicio para saber cómo ocurre el proceso autofágico. En ocasiones, aumentar la duración puede ayudar también.

Esto significa que es hora de implementar un programa de ejercicio eficiente de manera regular en su rutina diaria. Existen muchos ejercicios distintos, y puede descubrir que implementar algunos de ellos en su rutina, y combinarlos un poco, puede hacer que sea más fácil seguir un plan de ejercicio para no desistir. Intente combinar una mezcla de flexibilidad y estiramiento, entrenamiento con pesas y ejercicios cardiovasculares para obtener mejores resultados.

Dieta Cetogénica

Si no está interesado en practicar alguno de los ayunos de los que hemos hablado en esta guía, pero está interesado en iniciar el proceso de autofagia, entonces seguir la dieta cetogénica puede ser la respuesta que está buscando. Este es un excelente plan de dieta que reduce la cantidad de glucosa que ingiere, ya sea en forma de carbohidratos o azúcares, y obliga al cuerpo a realizar el mismo proceso de quema de grasa en forma rápida. Sin embargo, puede quemar grasa sin tener que pasar largos períodos de tiempo sin comer.

Cuando hablamos de la dieta cetogénica, entendemos que es una dieta muy baja en carbohidratos, moderada en proteínas y alta en grasas. Esto es todo lo contrario de lo que estamos acostumbrados en una dieta americana tradicional, razón por la cual es exitosa para tantas personas. La idea con esta dieta es que debemos ingerir la mayor cantidad de calorías provenientes de las grasas que se encuentran en los alimentos y la menor cantidad posible de calorías de los carbohidratos.

Primero, hablemos de las grasas. Se recomienda que ingiera del 60 al 75% de sus calorías diarias provenientes de las grasas. Este es un número alto y puede tardar un poco en adaptarse, pero es muy efectivo para convertir su cuerpo en una máquina para quemar grasa y puede ayudarle a mantenerse satisfecho y concentrado. Existen muchas fuentes de grasas saludables, como la mantequilla, el aceite de oliva e incluso las grasas que se encuentran en diversos tipos de carne.

Luego vienen las fuentes de proteína. Usted deberá obtener aproximadamente el 20% de sus calorías diarias de las proteínas. Esto asegura que está obteniendo suficiente proteína para mantener los músculos fuertes y delgados, especialmente si está llevando a cabo un plan de ejercicios, pero también asegura que la mayoría de sus calorías provendrán de la grasa de la que hablamos antes. Existen muchas fuentes de proteína con las que puede probar. Puede concentrarse principalmente en las fuentes de proteína que también tienen una mayor cantidad de grasa, pero cualquier fuente de proteína puede servir. Solo asegúrese de mantenerse alejado de las opciones empanizadas y fritas, ya que estas agregarán más carbohidratos en comparación con lo permitido en este plan de dieta.

Y, finalmente, debemos centrarnos en mantener nuestra ingesta de carbohidratos lo más baja posible. Se recomienda que solo mantenga cerca del 5% de sus calorías diarias reservadas para su consumo de carbohidratos. A veces, esto puede ser difícil de seguir, pero garantiza que puede inducir el proceso de cetosis. Al elegir sus carbohidratos, no los desperdicie en alimentos como la pasta, los postres y otros productos horneados, etc. En su lugar, asegúrese de elegir una gran variedad de verduras, y quizás algo de fruta, para que pueda obtener una mayor nutrición de los pocos carbohidratos que pueda consumir.

El objetivo de limitar los carbohidratos en la dieta cetogénica es garantizar que su cuerpo ingrese a la cetosis. Con este proceso, el cuerpo puede renunciar a su dependencia de la glucosa y, en cambio, se centrará en el uso de las grasas, ya sea las grasas que comemos o las grasas que se almacenan en el cuerpo, para ayudar a mantenerlo energizado y funcionando correctamente. Esta es una excelente manera de limpiar el cuerpo y puede hacer que la persona se sienta más saludable porque ya no tiene que depender de la glucosa.

Algunas personas que están lidiando con problemas de salud diferentes, o aquellas que quieren perder peso, pueden encontrar que es mejor seguir una combinación de ayuno y la dieta cetogénica. Agregar estos dos elementos puede ayudar al cuerpo a lograr el proceso autofágico. Dicho esto, el ayuno no es la opción adecuada para algunas personas. Si este es su caso, entonces puede ser recomendable seguir la dieta cetogénica y conocer los beneficios que puede proporcionar a su cuerpo.

Dormir lo suficiente

El hecho de no dormir lo suficiente puede interferir con el proceso de autofagia. Esto se debe a que gran parte de este proceso ocurrirá mientras estamos dormidos cuando no tenemos nuestros recursos energéticos destinados a otras actividades.

En un estudio realizado en animales, se confirmó que la falta de sueño alteró el proceso de autofagia, permitiendo que todas las células muertas y dañadas se quedaran en el cuerpo. Lo que esto significa es que deberá asegurarse de dormir lo suficiente cada noche y de realizarlo en el mismo horario para obtener mejores resultados.

En la actualidad, a veces es difícil conseguir la cantidad de sueño que realmente necesitamos, ya que pasamos mucho tiempo trabajando, yendo a la escuela, apresurándonos en nuestras actividades, tratando de reunirnos con amigos, limpiando la casa e intentando realizar otras cosas durante el día. Luego, al final del día, todavía continuamos haciendo más trabajo o nos distraemos con las redes sociales y otras actividades. No es raro pasar muchas noches sin dormir de ocho a nueve horas, tiempo que se necesita para ver el proceso autofágico en acción.

Existen varias opciones que puede hacer para asegurarse de dormir lo suficiente diariamente. Algunos consejos incluyen:

- Establezca una hora para dormir: y continúe con esa rutina, incluso los fines de semana y otros días de descanso. Cuanto más precisa pueda mantener su hora de dormir, mejor. Si puede dormirse a la misma hora cada noche, puede hacer que sea más fácil levantarse a la mañana siguiente. Incluso si tiene un día libre o no tiene actividades por hacer al día siguiente, es importante seguir el mismo horario para irse a la cama y levantarse.

- Adaptarse a una rutina: lo mejor que puede hacer cuando intenta dormir lo suficiente es establecer una rutina para irse a la cama. El punto de esto es que una vez que el cuerpo se acostumbre a la rutina, tan pronto como comience a trabajar, el cerebro comenzará a prepararse para quedarse dormido y no tendrá que trabajar como antes. La rutina de irse a la cama no tiene que ser algo demasiado complicado y difícil de seguir. Podría hacerlo tan simple como bañarse, cepillarse el cabello, cepillarse los dientes, leer un capítulo de un libro y luego irse a la cama.

- Apague su teléfono y evite su uso: el uso del teléfono y otros dispositivos puede alterar sus patrones de sueño. Es mejor apagar el teléfono, la computadora portátil y dejar de ver la televisión al menos un poco antes de que esté listo para irse a la cama. Esto puede ser muy beneficioso para el cerebro y el cuerpo, y ayuda a que quedarse dormido sea mucho más fácil.

• Dedique algo de tiempo para leer: después de un largo día de trabajo, de la escuela o de cualquier otra actividad, a menudo es difícil descansar. Debe tener un tiempo transitorio entre todo el estrés diario y la hora en que duerme. Aunque sean unos minutos, incluso solo quince minutos, leer al final del día puede ayudarle a mantener la calma y hacer que sea más fácil conciliar el sueño.

• Apague las luces: no duerma con la luz encendida. La luz puede interrumpir su sueño y confundir al cuerpo. Si necesita tener una luz encendida, mantenga una pequeña luz nocturna en algún lugar apartado de la cama.

• No encienda el televisor en su habitación: una de las peores cosas que puede hacer cuando se trata de su rutina de sueño y de lo profundamente que duerme es tener un televisor en su habitación. Algunas personas afirman que esta es la única forma en que logran conciliar el sueño, pero, en realidad, puede alterar su ciclo REM. Retire el televisor de su habitación y reemplácelo con música relajante y observe la diferencia.

• Mantenga la habitación un poco más fría de lo normal: la mayoría de las personas duermen mejor cuando la habitación se encuentra a una temperatura ligeramente más fresca. No es necesario que se mantenga completamente fría, pero tampoco intente mantenerla demasiado caliente. Puede cubrirse con una manta adicional si es necesario.

• Póngase cómodo: es más difícil conciliar el sueño si se siente incómodo. Consiga suficientes almohadas, o invierta en algunas nuevas, encuentre ropa para dormir que le haga sentir cómodo e incluya algunas mantas adicionales en su cama. Cada persona encontrará confort de manera diferente cuando se trata de sus hábitos para dormir, así que intente lo que mejor le funcione.

- El silencio es lo más recomendable, pero puede utilizar sonidos de la naturaleza o música clásica si es necesario: el silencio es a menudo la mejor manera de quedarse dormido, ya que evitará que se sienta abrumado por los ruidos que se producen a su alrededor. Sin embargo, para algunas personas, el silencio es demasiado complicado para quedarse dormido. Si este es su caso, entonces puede escuchar música tranquila. La música clásica o los sonidos de la naturaleza son recomendables para conciliar el sueño.

No hay nada mejor que dormir lo suficiente. Puede ser difícil que esto suceda y seguir una rutina. Sin embargo, si realmente desea ver los resultados de sus esfuerzos, especialmente si está trabajando en una de las otras opciones, entonces asegúrese de implementar un buen horario para dormir.

Consumir los Alimentos Apropiados

Anteriormente mencionamos este tema cuando hablamos del ayuno y la dieta cetogénica para ayudar a inducir la autofagia, pero seguir una dieta saludable es una de las mejores cosas que puede hacer para lograr que la autofagia se induzca en su cuerpo. Si su cuerpo no recibe los nutrientes que necesita para mantenerse saludable, no podrá llevar a cabo todos los procesos importantes que se necesitan para mantenerlo en movimiento, ya sea que estos procesos incluyan o no a la autofagia.

Algunos de los alimentos que debe considerar agregar a su dieta para ayudar con el proceso autofágico incluyen:

- Cúrcuma
- Aceite de coco
- Té verde
- Café
- Jengibre

Por supuesto, seguir una dieta balanceada que incluya muchos nutrientes y minerales saludables, como los que puede obtener de las frutas y verduras, es la mejor manera de ingresar a este proceso. Estos nutrientes son clave cuando llega el momento de ayudar al cuerpo a eliminar los desechos de manera más efectiva.

Ayuno de Proteína

Este es otro método de ayuno, pero es un poco diferente a los anteriores. Se le permite comer, pero limitará la cantidad de proteína que consume durante un corto período de tiempo. Descubrirá que es posible obtener los mismos beneficios que ofrece la autofagia simplemente consumiendo proteínas en su ayuno. Para que esto funcione, ocasionalmente debe practicar un ayuno en el que coma de manera normal, pero en el que ingiera 25 gramos de proteína menos por día.

La idea principal de este tipo de ayuno es permitirle a su cuerpo tener un día completo para reciclar proteínas desgastadas. Es posible que estas proteínas no hayan tenido oportunidad de liberarse de su cuerpo, ya que al quedarse causan inflamación.

Este tipo de plan de alimentación permitirá que el cuerpo limpie todas las células, sin tener que preocuparse por la pérdida muscular, lo que le ayudará a mantenerse delgado y en forma. Estos ayunos, o la falta de proteína, solo durarán unos días, por lo que no se perderá la proteína que el cuerpo necesita.

De acuerdo con un estudio sobre este tipo de ayuno, cuando puede limitar la cantidad de proteína que ingiere, obligará al cuerpo a consumir las proteínas que ya están presentes en el cuerpo, las que no ha usado todavía y se están volviendo tóxicas en las células. La forma en que este plan de alimentación elimina las células es que se une a las toxinas que se encuentran en el citoplasma de la célula y luego las expulsa.

Otros estudios muestran cómo un poco de deficiencia de proteínas puede ayudar a inducir el proceso de autofagia porque funciona de manera similar a la del ayuno, pero no eliminará todos los otros nutrientes, o pasará largos periodos sin comer. Esto se debe a que tener deficiencia de proteínas reduce los niveles de mTOR y de insulina, los cuales trabajan juntos para controlar el crecimiento celular y el metabolismo.

Reducir sus niveles de mTOR, y luego volver a construirlos es muy beneficioso para ayudar al cuerpo a construir y reparar las células, lo que lleva a tener músculos más magros en todo momento. Este tipo de proceso también ayudará a controlar el envejecimiento, así como a prevenir enfermedades como la diabetes, el cáncer y enfermedades cardíacas.

Algo importante a tener en cuenta es que no necesita limitar la cantidad de proteína que consume a diario. De hecho, tener este tipo de déficit durante mucho tiempo no es recomendable. Necesita incluir proteínas en su dieta para ayudar a desarrollar los músculos y ayudar con muchos otros procesos importantes que ocurren en todo el cuerpo. Sin embargo, hacer este tipo de ayuno de manera ocasional puede dar tiempo al cuerpo para limpiar el exceso de proteínas que se encuentran en las células, lo que le permite ser más eficiente en su trabajo.

Si decide practicar el ayuno de proteína, puede realizarlo entre 24 y 36 horas, solo una vez a la semana. Algunas personas deciden practicarlo dos veces a la semana y siguen el método similar al que se encuentra en la dieta 5:2. Recuerde, puede ingerir alimentos durante este tipo de ayuno, pero deberá reducir los gramos de proteína que ingiere durante ese tiempo. Los niveles de otros nutrientes pueden permanecer prácticamente iguales.

El ayuno de proteína puede ser una excelente opción para ayudarle a inducir la autofagia. Promueve muchos de los mismos beneficios e induce la autofagia de manera similar a algunos de los ayunos que hemos analizado en esta guía, sin tener que pasar mucho tiempo ayunando y sintiéndose hambriento. Es posible que desee probar este método antes de comenzar un ayuno regular si está interesado en obtener los beneficios de la autofagia, pero tiene una condición médica que dificulta el ayuno tradicional.

Como puede ver, existen métodos diferentes que puede utilizar para inducir la autofagia. Si bien el ayuno es a menudo el mejor y más eficiente método y el que la mayoría de la gente elige usar, otros métodos también pueden ser efectivos. Si le preocupa practicar un ayuno tradicional, o está buscando otro método que no requiera pasar hambre, entonces considere un ayuno de proteína, la dieta cetogénica o el ejercicio.

Capítulo 7: Los Resultados

Si desea seguir un régimen de ayuno o cualquier otro plan de alimentación, una de las primeras cosas que debe establecer, después de determinar las reglas que lo respaldan, es el resultado que desea lograr. Nadie desea pasar semanas en un plan, pasar por momentos sin comer y trabajar en su fuerza de voluntad solo para descubrir que los resultados reales de ese ayuno es solo 1 kilo menos en tres meses.

Frecuentemente, una de las piezas clave para encontrar la motivación correcta que necesita para seguir con un cambio de estilo de vida o una dieta es tener el conocimiento y la confianza de que funcionará. Leer sobre el éxito de los demás cuando hicieron un plan de alimentación y nutrición, ayuno o de cualquier otro tipo puede ayudarle a convencerse de que es posible lograrlo. Puede sentirse más seguro de que, dado que esas personas perdieron peso, usted también puede hacerlo.

En este capítulo, revisaremos algunas de las diversas historias de éxito que han surgido en relación con el ayuno, y las hemos dividido en función de los diferentes métodos que se utilizaron para obtener los resultados. Esto le ayudará a convencerse que el ayuno realmente es efectivo y puede ser la opción adecuada para usted. También puede ayudarle a elegir cuál de los métodos de ayuno es el mejor en caso de estar indeciso.

La Historia de Linda Christie

Linda Christie tenía 65 años y vivía en Ashford, Kent, cuando decidió probar el método 5:2 para el ayuno. En solo seis meses, perdió un total de 19 kilos y pasó de una talla 16 a una talla 10. De acuerdo con Linda, al llegar a la edad de 60 años, la salud se convierte en una prioridad. Tenía el objetivo de estar en forma y activa durante los próximos años para poder mantenerse al día con sus nietos pequeños, en lugar de vivir la vida como una anciana enferma.

En 2012, escuchó a alguien hablar acerca del ayuno intermitente en la televisión. Estaba intrigada por las promesas de salud y longevidad, por lo que decidió intentarlo. Antes de ese tiempo, ella había pesado alrededor de 76 kilos. Muchas personas consideraban que no tenía sobrepeso, pero sabía que los kilos de más estaban afectando su salud; notó que el peso provocaba dolor en sus rodillas, y agacharse para ponerse los zapatos era un gran desafío.

Linda descubrió que los primeros días en el ayuno de 5:2 fueron difíciles, ya que luchó para sobrellevar ese periodo. Sin embargo, pronto se dio cuenta de que estaba perdiendo alrededor de 1 kilo cada semana, y eso le brindó mayor motivación para continuar. Como cuidaba a sus nietos unos días a la semana, planeaba sus días de ayuno en los que no los cuidaba.

Para su método, omitía el desayuno, luego comía un plato de sopa para el almuerzo y luego otro plato en la noche con algunas verduras. Dependiendo de cómo se sentía, a veces decidía hacer un tercer ayuno los sábados. Sin embargo, el domingo siempre fue su día libre para disfrutar de algunos postres en la iglesia y tal vez un pequeño placer en los ensayos del coro esa noche.

Ahora que ha alcanzado su meta de pesar 57 kilos, Linda hizo algunos ajustes a su ayuno y solo continuó ayunando los martes. Esa es una de las mejores partes de hacer este tipo de ayuno. Puede realizar los ajustes necesarios en su rutina diaria, antes o después de alcanzar sus metas, para asegurarse de mantenerla a largo plazo.

La Historia de Terri Durrant

Terri Durrant tenía 56 años cuando comenzó con la dieta 5:2. A lo largo del tiempo que probó este método, perdió cerca de 13 kilos y pudo mejorar considerablemente su salud. De acuerdo con Terri, antes de seguir este plan nutricional, sufría muchos problemas de salud. Cuando era más joven, había sido nadadora en Gran Bretaña, pero todo ese ejercicio había hecho estragos en su cuerpo y, como resultado, estaba sufriendo problemas en las rodillas y en la espalda.

A la edad de 40 años, Terri notó que su peso había incrementado a casi 84 kilos, lo que provocó tener que reemplazar su rodilla por completo. Esto significó que Terri estuvo sin moverse durante mucho tiempo, lo que hizo muy difícil que perdiera peso, a pesar de haber intentado otros planes de alimentación. Después de sufrir otros problemas de salud, Terri comenzó el 2014 sintiéndose poco saludable e incapacitada.

Una amiga suya le recomendó la versión 5:2 de ayuno, y ella decidió intentarlo, eligiendo los martes y los jueves como sus días de ayuno. Lenta y constantemente, el peso comenzó a desaparecer. Le llevó tres meses perder 3 kilos, pero al ayunar durante seis meses, había perdido más de 6 kilos. Ella fue capaz de reducir el tamaño de su ropa de 16-18 a 12-14.

Por supuesto, Terri afirma que la mejor parte de este ayuno es que tuvo un gran impacto en su salud. Ahora puede mantenerse activa con sus 8 perros, los cuales son perros de exhibición, y como es profesora de natación, se ha dado cuenta de que ahora es menos probable que atrape algún virus, incluyendo los problemas de pecho y la bronquitis.

Terri ha decidido quedarse por ahora con el ayuno dos veces por semana, porque quiere poder llegar al peso de 57 kilos. Sin embargo, durante esos ayunos, por lo general realiza dos comidas pequeñas, una a las dos de la tarde y luego otra cuando llega a casa del trabajo alrededor de las nueve de la noche. Después, ella se asegura de beber suficiente agua durante todo el día. Descubrió que seguir una rutina fija le ayuda a mantenerse enfocada y así obtener mejores resultados.

Mimi puede Esperar para la Comida

Mimi es otra historia inspiradora que demuestra cómo puede funcionar el ayuno para ayudarle a perder peso y mejorar su salud. En junio de 2014, pesaba casi 109 kilos y sabía que era el momento de hacer algunos cambios en sus patrones de alimentación poco saludables que había desarrollado a lo largo de los años. Ella había probado muchos planes de dieta diferentes a lo largo de su vida e incluso trabajó con supresores naturales del apetito con la esperanza de ayudarla a controlar su apetito, que nunca parecía desaparecer. Incluso estaba en un punto de tener miedo de perder peso porque temía que perder peso, al principio, solo resultaría en que pesara más al final.

Mimi decidió iniciar el proceso de manera ligeramente diferente y se centró en ayunar con la dieta militar. Después de reunirse con algunos amigos que practican el Ramadán, sintió curiosidad por los beneficios espirituales y de salud que podrían derivarse de ello. Decidió que podría ser el momento de intentarlo y ver cómo funcionaba.

Decidió ayunar durante 30 días. No se le permitió ingerir nada durante el día, excepto café, agua y otras bebidas sin calorías. Luego, por la noche antes de acostarse, podía comer lo que quisiera. Esto le permitió obtener muchos de los nutrientes que su cuerpo necesitaba, permitiéndole un poco de excesos, asegurando que quemaría mucha grasa durante todo el día.

Para el 2016, Mimi había logrado perder 33 kilos en total, pesando casi 74 kilos de los casi 109 que había pesado. Se dio cuenta de que su salud había mejorado, tenía mucha más energía y que este tipo de ayuno no era tan difícil de seguir como había pensado. Decidió continuar con este tipo de ayuno para averiguar hasta dónde podía llegar.

Zach y la Dieta Bulletproof

Zach, un ejecutivo de negocios, decidió seguir las reglas del ayuno intermitente, pero lo hizo un poco diferente. En lugar de deshacerse de todas las calorías que había en su dieta durante el periodo de ayuno, decidió utilizar el método de ayuno intermitente Bulletproof. Con este método, se permite beber un poco de café Bulletproof por las mañanas.

El ayuno intermitente Bulletproof es muy similar al ayuno intermitente, pero con la adición de una taza de café Bulletproof por la mañana, en lugar de no comer en absoluto. Las grasas saludables que provienen de la mantequilla orgánica, junto con el aceite Brain Octane, le ayudarán a obtener energía saludable y constante para mantenerse activo durante todo el día. Las toxinas más bajas que se encuentran en las judías ayudarán a optimizar la función cerebral y la pérdida de grasa con cafeína de alto octanaje. Y el aceite asegurará que su metabolismo se acelere en un 12% y aumente su producción de cetona significativamente.

Por supuesto, si practica este método, debe asegurarse de seguir una dieta saludable en su rutina. El café Bulletproof puede ayudarle a mantenerse satisfecho, le proporciona energía y le asegura que es menos probable que coma en exceso durante el día. Sin embargo, no le ayudará si elige comer galletas Oreo y Pop Tarts durante el resto del día.

Zach estaba acostumbrado a depender del azúcar para proporcionarle la energía necesaria para realizar sus actividades y, como resultado, esto le llevó a un círculo vicioso en el que tenía sobrepeso. Después de seguir este tipo de plan nutricional, logró perder un kilo por día durante 75 días, sin sentirse demasiado hambriento.

Además de perder mucha grasa, Zach notó que se sentía más concentrado a lo largo del día, estaba más alerta y nunca se sentía limitado, a pesar de que no estaba comiendo mucho. No tuvo que tomar esteroides ni seguir otros métodos para ver los resultados. Simplemente tenía que dejar de comer alrededor de las ocho de la noche, y luego, en lugar de desayunar, tomaba un café Bulletproof y después esperaba hasta el almuerzo para comer.

Estas son solo algunas de las diferentes historias de éxito que han surgido en lo que respecta al ayuno intermitente. Y existen muchas historias más. Al practicar uno de estos ayunos, o incluso un ayuno prolongado, mejorará su salud considerablemente, asegurándose de que el proceso de autofagia se induzca en su cuerpo.

Capítulo 8: Preguntas Frecuentes Acerca de la Autofagia y el Ayuno

Como hemos mencionado anteriormente, la autofagia es el proceso donde el cuerpo descompone las células desgastadas y dañadas para desecharlas. Cuando ocurre la autofagia, las células pueden usar estos desechos como energía para mantenerse activas. Este es un proceso natural que debería estar ocurriendo en nuestro cuerpo, pero debido a los malos hábitos alimenticios y dietéticos, este proceso a menudo se retrasa o nunca ocurre.

Estos componentes rotos y dañados son completamente normales. Cuando respiramos, nos ejercitamos, o simplemente vivimos, el cuerpo va a descomponer las células y otros componentes. Eso es solo el funcionamiento saludable de su cuerpo, lo que deja espacio para nuevas células. Las nuevas células pueden hacer su trabajo y usted se siente bien con las actividades que tiene que hacer de un día para otro.

El problema viene cuando no ocurre la autofagia. Debido a las dietas poco saludables que seguimos y a todos los demás entornos tóxicos que nos rodean, como la falta de ejercicio, los malos hábitos y, en general, no cuidar nuestra salud, hemos desactivado el proceso de autofagia. Recuerde, el cuerpo necesita pasar por algún tipo de estrés, como el ayuno o el ejercicio, para entrar en este proceso autofágico. Si nunca experimenta ese estrés, entonces simplemente se mantendrá inactivo y causará estragos en su cuerpo.

Con el proceso autofágico desactivado, todavía existe el problema de las proteínas gastadas y dañadas, y las partes celulares que están adheridas por todo el cuerpo. Esto siempre va a ocurrir. Incluso alguien que se considera extremadamente saludable tendrá estos residuos producidos en su cuerpo. Es la forma en que el cuerpo trabaja para repararse a sí mismo y la forma en que obtiene nuevos componentes para que se sienta bien y todo funcione como debe.

Con un cuerpo sano que promueve la autofagia, esos desechos se utilizarán como energía y luego pasarán a través del cuerpo. Sin embargo, cuando la autofagia no se produce porque el cuerpo nunca pasa por uno de esos factores estresantes, entonces los desechos simplemente se van a quedar adheridos dentro del cuerpo, y esto no es recomendable.

Cuando todos estos desechos permanecen en el cuerpo y no tienen a dónde ir, esto conduce a una serie de problemas. En primer lugar, sin un proceso para revisarlos y limpiarlos, e incluso para descomponerlos, estos desechos solo se mantendrán estancados donde se colocaron originalmente. Esto evita que nuevas células y proteínas entren y hagan el trabajo de manera más eficiente para usted.

Piense en ello como tener un auto. Puede mirar dentro y ver que algunas piezas son nuevas y algunas han estado activas desde que se fabricó el auto por primera vez. Solo con mirarlo, puede saber qué partes van a funcionar mejor y cuáles no. Las partes más nuevas funcionarán de la manera más eficiente y harán el trabajo sin ningún problema. Sin embargo, las partes más desgastadas van a causar problemas, pueden desgastarse en las partes más nuevas, que tienen que realizar un poco de trabajo extra para mantener las cosas en marcha, y no pasará mucho tiempo hasta que se eliminen por completo. Simplemente reemplazando estas partes más desgastadas, puede mejorar el funcionamiento del automóvil.

Lo mismo ocurre en su cuerpo. Debe poder deshacerse de todos los desechos, para que no interfieran con las partes más nuevas, e incluso pueden hacer que otras partes del cuerpo trabajen más de lo normal, lo que hace que otras partes se vuelvan viejas y desgastadas al mismo tiempo.

Además, se sabe que todos estos desechos que se encuentran estancados causan inflamación. Esto puede ser la causa raíz de muchas enfermedades graves, desde presión arterial alta hasta cáncer y artritis, e incluso otras más. La autofagia puede ayudar a resolver este problema.

Esta guía ha explicado muchos de los métodos que puede utilizar para lograr este proceso y ayudarle a aprovecharlo al máximo una vez que comienza. Además, estas son algunas otras cosas que debe saber antes de decidir comenzar el ayuno e inducir el proceso autofágico.

¿Realmente Necesito la Autofagia?

Es muy importante inducir la autofagia a través de las células. Un proceso natural del cuerpo es desechar diversos componentes. Estos componentes envejecerán y se dañarán por el uso y desgaste normal de las actividades diarias. La autofagia garantiza que todas estas partes se retiren del cuerpo, sin que se interpongan en el proceso.

Sin la autofagia, los componentes rotos y dañados solo se adherirán en el cuerpo. Se interpondrán en el proceso de la formación de nuevos componentes. El cuerpo continuará usando las mismas partes desgastadas y dañadas, lo que nunca es recomendable para ayudarle a combatir enfermedades o sentirse mejor. Con el tiempo, esos componentes comenzarán a causar inflamación y pueden ser la razón por la que padece una variedad de enfermedades diferentes, incluidas las relacionadas con el envejecimiento.

La autofagia asegura que esto no suceda. Cuando se permite que las partes más desgastadas sean eliminadas del cuerpo, brinda a las partes nuevas la oportunidad de crecer y prosperar. Esto ayuda a darle más energía, hace que sea más fácil perder peso y puede prevenir una gran cantidad de enfermedades graves.

¿El Ayuno es Malo para Mí?

A muchas personas les preocupa que ayunar sea malo para ellos. Les preocupa que pueden dañar sus cuerpos y entrar en modo de inanición. Sin embargo, se necesita mucho más que solo unas pocas horas de ayuno antes de ingresar al modo de inanición, y no ocurrirá con ninguno de los métodos de ayuno de los que hablamos en esta guía, a menos que sea realmente necesario.

Para entrar en el modo de inanición, el cuerpo tiene que pasar mucho tiempo sin comer o con una nutrición mínima. El cuerpo tiene que sentir que se está perdiendo la comida y que necesita preservar lo que ya tiene, por lo que ralentiza el metabolismo. Sin embargo, si realiza un ayuno de solo 24 horas o menos, y se asegura de comer suficientes alimentos saludables y nutritivos durante su ventana de alimentación, entonces el modo de inanición no será un problema.

La verdad es que el ayuno tiene muchos beneficios para la salud que pueden hacerle verse y sentirse increíble. El ayuno le ayudará a perder peso, deshacerse de la grasa abdominal, disminuir la presión arterial, reducir los niveles altos de colesterol, reducir la niebla mental y otros problemas mentales, etcétera. En algunas ocasiones, incluso un poco de ayuno le ayudará a ver grandes mejoras en su salud en general, todo gracias al proceso autofágico.

¿Cómo Puede el Ayuno Ayudar con la Autofagia?

El ayuno es una de las mejores maneras de entrar en el proceso de autofagia. Diversos estudios han demostrado que cuando el cuerpo no utiliza la glucosa disponible para obtener energía, utilizará la grasa almacenada. Este proceso también instigará la autofagia, que ayuda a eliminar todas las toxinas y las partes muertas y dañadas del cuerpo que se están interponiendo y causando enfermedades y otros problemas.

Lo más recomendable es practicar un ayuno que dure aproximadamente 16 horas. Recuerde, transcurren aproximadamente 12 horas desde su última comida antes de que comience el proceso de quema de grasa. Las 16 horas garantizan que pueda pasar al menos unas pocas horas quemando grasa y produciendo la autofagia en todo el cuerpo. Cuanto más ayune, más grasa quemará y obtendrá mejores resultados.

¿Cómo Inducir la Autofagia sin Ayunar?

El ayuno es una de las formas más rápidas y eficientes de ingresar en el proceso autofágico. Solo tiene que ayunar durante un período muy corto de tiempo para ver el inicio de este proceso. Dicho esto, hay otras opciones que puede utilizar para ayudar a llevar a cabo el proceso de autofagia y ayudar a su cuerpo a estar en la mejor forma posible.

Si no está interesado en el ayuno, si no es una opción recomendable para usted, o si está interesado en mejorar su método de ayuno, existen otras opciones disponibles. Otras formas de asegurarse de aprovechar al máximo el proceso autofágico incluyen comenzar la dieta cetogénica, ingerir los alimentos correctos, dormir lo suficiente y agregar una buena rutina de ejercicios a su vida.

¿El Ayuno es Recomendable para Todos?

El ayuno puede ser efectivo para casi cualquier persona que desee inducir el proceso autofágico y para aquellos que quieran perder peso y ayudar a reducir una serie de afecciones de salud. Sin embargo, hay algunas personas que pueden encontrar que el ayuno no es la mejor opción para ellos.

Primero, si está embarazada, amamantando o pensando en quedarse embarazada en un futuro próximo, entonces el ayuno no es recomendable para usted. El ayuno restringe los nutrientes que ingiere durante el día. Si bien debería poder recuperarlos durante su período de alimentación, descubrirá que estas condiciones requieren que reciba un flujo constante de nutrición durante todo el día. Es mejor evitar el ayuno y esperar hasta que nazca su bebé o después de que termine de amamantar.

Así mismo existen una serie de problemas de salud que pueden agravarse cuando se trata de ayunar. La diabetes tipo 1 no siempre es lo más recomendable para realizar uno de estos ayunos, y es posible que note que quienes tienen una condición de tiroides a menudo se les dice que no deben ayunar. Si le preocupa cómo se verá afectada su salud si decide ayunar, asegúrese de consultar la situación con su médico.

¿Cuál es la Duración del Ayuno Indicada para Mí?

Como mencionamos en esta guía, existen métodos de ayuno diferentes que puede elegir para ayudar a mejorar su salud. Mientras continúe en un ayuno durante al menos 12 horas, aunque generalmente se recomiendan 16, entrará en el proceso autofágico. Por lo tanto, cualquiera de los diferentes métodos de los que hemos hablado puede funcionar para ayudarle a obtener resultados.

El método que funcione mejor para usted puede ser diferente en comparación con lo que funciona para otra persona. Si tiene dudas acerca de comenzar un ayuno, o le preocupa cómo puede agravar una condición que ya tiene, puede elegir uno de los ayunos diarios más fáciles, como el método 16/8. Por otro lado, si realmente quiere perder mucho peso de manera rápida y obtener resultados en poco tiempo, o si quiere ayudarle a su cuerpo a curar una condición de salud que lo ha estado intrigando, entonces puede probar con el ayuno alternativo.

Capítulo 9: Consejos y Recomendaciones para Facilitar el Ayuno

Si bien existen otros métodos que puede utilizar para inducir el proceso de autofagia, la mayoría de las personas consideran que el ayuno es el método más fácil y eficiente que existe. Le proporciona resultados rápidos, existen muchas opciones diferentes para ayudarle y no es demasiado difícil de seguir. Dicho esto, es un gran cambio respecto de la forma en que se alimentó en el pasado, y para algunas personas puede ser difícil acostumbrarse al principio.

El ayuno no pretende ser un proceso difícil, solo requiere un poco de ajustes y algunos trucos para que funcione. Algunos de los mejores trucos que puede seguir para obtener resultados cuando comienza a ayunar incluyen:

Empezar Después de la Cena

Un truco que puede probar cuando esté listo para comenzar con el ayuno es asegurarse de comenzar a ayunar después de terminar la cena. Existen varios beneficios al elegir esta opción como punto de partida.

El primer beneficio es que no se irá a la cama con hambre. Ir a la cama con hambre nunca es una experiencia positiva y es una de las razones principales por las que muchas personas terminan fracasando, o al menos en verdad sufriendo, cuando se trata de ayunar. Es posible que tengan toda la intención de hacerlo correctamente, pero cuando se van a la cama con el estómago vacío y sin que se les permita comer debido al método que eligieron y la cantidad de tiempo restante en su ventana de ayuno, se sienten impotentes.

Al iniciar el ayuno después de la cena, obtiene el beneficio de ir a la cama con el estómago lleno, y solo eso puede hacer que el proceso sea mucho más fácil de sobrellevar. Es probable que pueda sentir hambre en algún momento del día siguiente, pero al menos habrá dormido bien la noche anterior.

Con este método, tendrá que omitir el desayuno a la mañana siguiente. Sin embargo, el hambre puede desaparecer rápidamente. Y si se mantiene ocupado en el trabajo, limpiando la casa o llevando a los niños a la escuela, etc., descubrirá que no pasa mucho tiempo hasta que llega a la hora del almuerzo y puede volver a comer. Este es uno de los métodos más fáciles y cómodos de seguir para obtener los mejores resultados.

Beber Suficiente Agua

Cuando realice un ayuno, o en cualquier momento de su vida, debe asegurarse de beber suficiente agua. El agua es importante para muchos aspectos de su vida. Puede ayudarle a sentirse hidratado y mantendrá alejados diversos efectos secundarios desagradables en su cuerpo. Puede ayudar a promover el proceso de autofagia y facilita la eliminación de todos los desechos que quedan atrapados en ese proceso. El agua puede ayudar a mantener alejada el hambre al ayunar.

Es muy importante que beba suficiente agua durante su ayuno. Es fácil deshidratarse durante este tiempo y, una vez que lo haga, muchos de los efectos secundarios negativos de los que hablamos anteriormente comenzarán a atormentarlo. Si desea limitar o reducir estos efectos secundarios, es importante que mantenga una botella de agua cerca de usted para mantenerse hidratado.

Asegúrese de beber un poco más de agua de la que normalmente tomaría durante el tiempo de ayuno. Recuerde, no está obteniendo agua de fuentes de alimentos durante este tiempo, lo que puede significar que está perdiendo hasta el 20% de su consumo líquido al ayunar. Agregar un poco más de agua a su rutina puede ayudar significativamente a mantener alejada la deshidratación.

Beber Agua Gasificada

Este punto va de la mano con el agua potable mencionada anteriormente, pero hay una razón ligeramente diferente. Le ayudará a mantenerse hidratado, y puede ser un buen cambio si ha estado bebiendo agua simple regularmente durante el ayuno. Para las personas que realizan el ayuno prolongado, el agua simple les aburrirá bastante rápido, pero agregar sabor al agua para hacerla más atractiva probablemente le ayudará con su ayuno.

Sin embargo, con el agua gasificada, puede cambiar un poco el tipo de agua que consume. Este cambio puede hacer que se sienta mejor y ayudar a mantenerse en el ayuno. Pero otro beneficio que se obtiene al beber agua con gas es que puede ayudarle a mantenerse satisfecho. Las burbujas son excelentes para llenar el estómago y hacer que sienta menos hambre que antes. Para aquellos que practican el ayuno intermitente, este puede ser el truco que necesita para que sea más sencillo.

El Café Puede Ayudar a Reducir el Hambre

Otra opción a tener en cuenta cuando necesite ayuda para controlar su apetito es tomar un poco de café. No deberá excederse porque, para algunas personas, la cafeína puede causar nerviosismo y sensación de malestar, especialmente si se consume con el estómago vacío. Sin embargo, tomar una taza de café por la mañana mientras está en su ayuno puede ser una excelente manera no solo de mantenerlo despierto, sino también de hacer desaparecer algunas de esas señales de hambre.

Si utiliza el café para ayudar a mantener alejada la sensación de hambre, asegúrese de que sea café negro. No puede agregar azúcar, crema o cualquier otra adición al café mientras esté ayunando. Esta puede ser la forma en que prefería tomar café en el pasado, pero esto no está permitido durante el ayuno, y evitarían la quema de grasa. Además, agregar esas dos cosas puede aumentar sus antojos durante el resto del día si no tiene precaución.

Encontrar Formas de Distracción

La parte más difícil de un ayuno se produce al pensar en la comida, o en cuánto tiempo tiene hasta que comienza su ventana de alimentación. Cuando se sienta hambriento, esto es lo único que pasará por su mente, y luego aparecerán los antojos, la tentación por la comida y la sensación de hambre comenzarán a hacer estragos, provocando que se sienta impotente. Cuando estas tres cosas comienzan a agruparse, es solo cuestión de tiempo antes de ceder y abandonar el ayuno.

En lugar de dejar que esto suceda, asegúrese de salir de casa, o al menos encuentre otras maneras de distraerse. Cuanto más pueda concentrarse en hacer otras cosas, menos tiempo y energía tendrá para concentrarse en el hecho de que no ha comido nada.

Hay muchas maneras diferentes en las que puede trabajar para distraerse de la sensación de hambre. Considere hacer de sus días de ayuno los que más trabaja. Luego puede sentarse y trabajar en todas sus actividades y otras tareas que necesita realizar, sin preocuparse de cuándo es el momento de comer. De hecho, muchas personas afirman que están más centradas y son más productivas al ayunar, por lo que esto puede ayudarle a acelerar el trabajo.

Si uno de sus días de ayuno ocurre durante un fin de semana u otro día cuando no está en el trabajo, entonces es mejor considerar buscar otras maneras de distraerse. Esto también puede ser especialmente importante para el ayuno prolongado. Limpiar la casa, trabajar en sus proyectos, leer, salir a caminar, entre otras actividades, puede ayudarle a concentrarse en algo que no sea su apetito.

Hacer ejercicio por la Mañana Antes de Finalizar el Ayuno y de Empezar a Comer

El ejercicio es una parte muy importante del ayuno y de asegurarse de obtener los resultados que desea. Puede ayudarle a quemar la glucosa más rápido, por lo que su cuerpo comienza a depender de la quema de grasa. Le ayuda a sentirse mejor y a tonificar su cuerpo. Puede ayudarle a mantener su tono muscular. Y todos los beneficios del ayuno se pueden magnificar cuando agrega el ejercicio.

Un método que ha tenido bastante éxito con el ejercicio y el ayuno es comenzar el entrenamiento justo al final del ayuno. Durante este tiempo, ha agotado la glucosa adicional que ha estado alojándose en su cuerpo y, con suerte, ha estado quemando grasa durante al menos unas pocas horas. Al iniciar su entrenamiento, el cuerpo seguirá dependiendo de la grasa, lo que intensificará los resultados de la quema de grasa que puede obtener.

Luego, al finalizar el ejercicio, puede ayudar al cuerpo a reponerse omitiendo su ayuno y comiendo algo. Esto garantiza que obtendrá algunos resultados adicionales para quemar grasa mientras sigue brindando al cuerpo los nutrientes que necesita después de un entrenamiento intenso. Deberá asegurarse de planear su alimentación para evitar comer demasiado y para ayudarle a proporcionarle a su cuerpo los nutrientes que necesita.

Por supuesto, hacer ejercicio en cualquier momento del día es muy beneficioso, por lo que, si encuentra que esperar hasta el final del ayuno es demasiado difícil, o simplemente no tiene el tiempo durante ese momento del día, no debe ser un problema. A algunas personas les gusta hacer ejercicio durante su ventana de alimentación, porque tienen los nutrientes para mantenerse activos en un entrenamiento más intenso. Algunas personas prefieren justo al inicio del ayuno para ayudar a quemar grasas más rápido. Usted puede elegir el programa de ejercicios que mejor se adapte a sus necesidades.

Evitar Contarle a Otros Acerca de su Ayuno

A menudo es mejor no dejar que otros sepan que está practicando el ayuno. En primer lugar, esto da muchas impresiones negativas, y muchas personas pueden preocuparse de que esté haciendo algo que pueda hacerle daño. Es posible que no entiendan por qué decidió hacerlo, y muchos pueden pensar que es una tontería y tratarán de convencerle de que no lo haga, pero usted tiene razones personales para practicar el ayuno, y ser firme en su decisión hará que todo el proceso sea mucho más fácil de seguir.

Contarles a otros que va a ayunar puede ser mal interpretado como "presumir" y, a veces, pueden hacer que fracase. No mire a los demás para obtener la motivación que necesita para tener éxito; en cambio, mire hacia adentro y vea si puede encontrar su propia motivación. ¿Cuál es la razón principal por la que quiere seguir este proceso? ¿Qué espera obtener del ayuno? Si puede responder estas preguntas, entonces está listo para comenzar.

Salir de Casa y Mantenerse Alejado de la Comida

Nada hace que el ayuno sea más difícil que simplemente sentarse en casa, esperar que termine su ventana de ayuno y que comience su ventana de alimentación. No solo se aburrirá, sino que también estará muy cerca de la comida durante este tiempo. Y es probable que siga pensando en comida hasta que coma un poco. ¿Cuánto tiempo considera que su resistencia y fuerza de voluntad podrán resistir a medida que tenga más hambre durante el día?

Está bien quedarse en casa siempre que tenga algo que hacer durante ese tiempo. Si tiene un proyecto en el cual trabajar, algún trabajo pendiente por completar, o incluso si planea pasar el día limpiando, entonces no hay mayor problema. Sin embargo, si descubre que está sentado en el sofá viendo la televisión, o vagando sin rumbo fijo, con la esperanza de encontrar alguna forma de acabar con el aburrimiento y no ceder ante el hambre o los antojos, esto inevitablemente le hará fallar.

Cuando esto último comienza a suceder, es hora de salir de casa. Incluso si solo sale a caminar un poco, es mejor que quedarse en casa, donde es probable que tome malas decisiones y consuma alimentos que no debería. Encuentre algunas cosas que hacer, reúnase con un amigo o vaya a la biblioteca y eche un vistazo a algunos libros, ¡cualquier cosa que le ayude a no quedarse sentado y ser tentado por la comida!

Darse un Gusto Ocasionalmente

A nadie le gusta sentirse limitado todo el tiempo. Sí, para inducir el proceso autofágico y para perder peso, habrá algunos sacrificios en el camino. Sin embargo, si nunca se le permite darse un gusto y divertirse, entonces se aburrirá, e incluso estará molesto con su régimen de ayuno. Está perfectamente bien darse un gusto en alguna ocasión. Está bien salir con algunos amigos y aumentar un poco la ventana de alimentación. Está bien comer de vez en cuando alimentos altos en calorías. Si bien debe tratar de mantenerlos al mínimo, no es el fin del mundo.

Evitar Sentirse Mal si Falla

Al igual que con cualquier tipo de dieta y plan de alimentación, hay ocasiones en que cometerá errores y se encontrará con problemas. Tal vez le estaba yendo muy bien en el ayuno y luego, de repente, tuvo algunos problemas, se rindió y comió el desayuno demasiado pronto. Esto puede ser desalentador, pero una vez más, no es el fin del mundo.

¿Y qué si no superó su etapa de ayuno completamente? Hizo un gran esfuerzo y si siguió correctamente el protocolo la noche anterior y continuó ayunando durante una buena cantidad de tiempo, aún obtendrá todos los beneficios que se incluyen con el proceso. Sólo asegúrese de planificar el resto de su día en consecuencia. Eludirse por esto solo empeorará la situación y aumentará las probabilidades de rendirse y nunca obtener los resultados esperados.

El ayuno es una de las mejores maneras de fomentar el proceso autofágico, y puede proporcionarle una gran cantidad de beneficios en el proceso. Sin embargo, a veces, es difícil hacer ajustes en la forma en que comemos para obtener estos beneficios. Seguir algunos de los consejos que se encuentran en este capítulo puede hacer que el proceso sea mucho más fácil de sobrellevar en general.

Conclusión

Gracias por llegar al final de *Autofagia: Descubra los Secretos para la Pérdida de Peso, el Rejuvenecimiento y la Curación con el Ayuno Intermitente y Prolongado*.

Esperamos que esta guía haya sido de su ayuda, y haberle proporcionado todas las herramientas necesarias para lograr sus objetivos.

El siguiente paso es tomarse un tiempo para determinar qué método para la inducción de la autofagia es el adecuado para usted.

Finalmente, si considera que la información de este libro le fue útil, ¡se agradecerían sus comentarios en Amazon!

www.ingramcontent.com/pod-product-compliance
Lightning Source LLC
Chambersburg PA
CBHW020028040426
42333CB00039B/590